大展好書　好書大展
品嘗好書　冠群可期

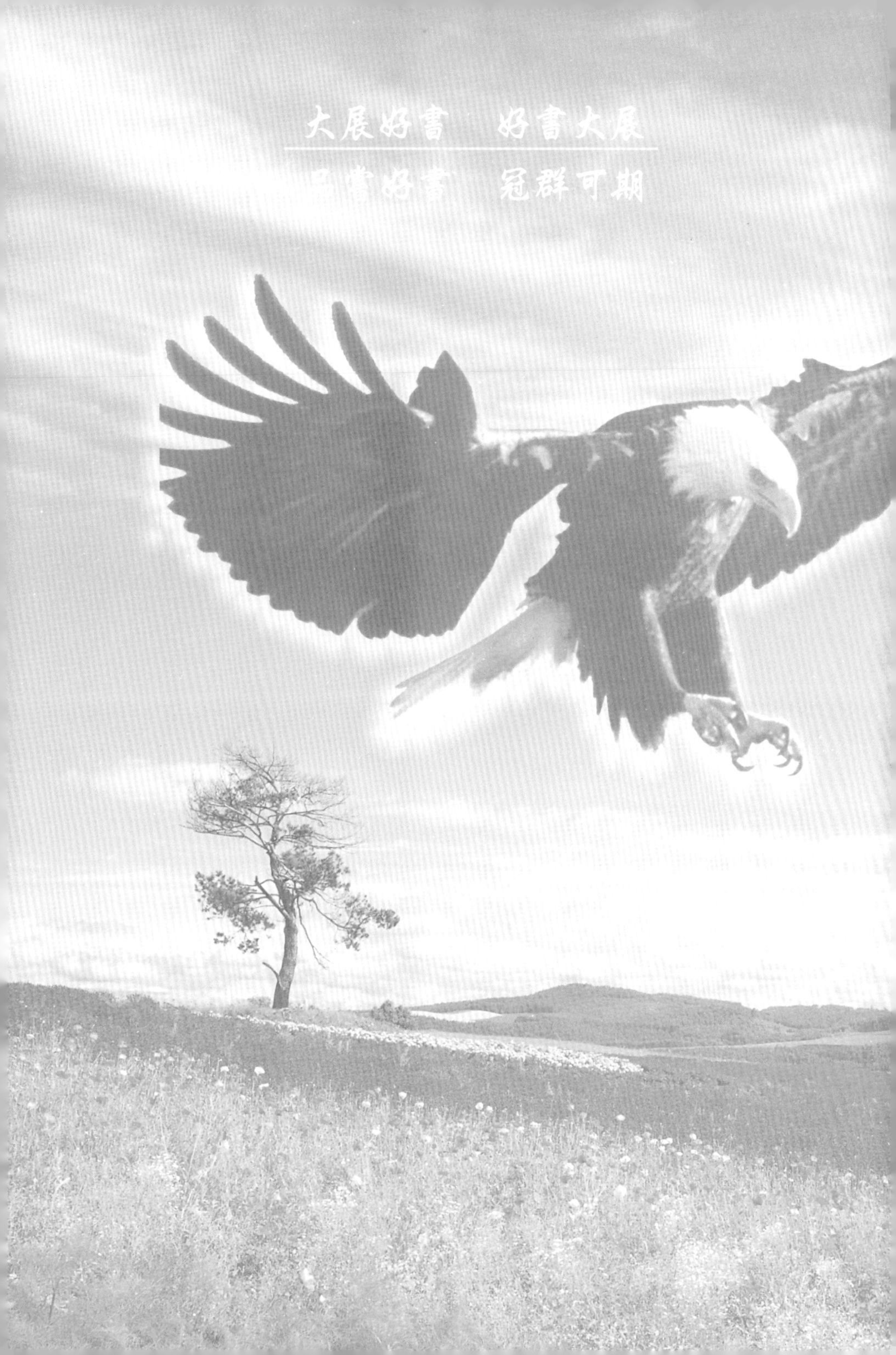
大展好書　好書大展
品嘗好書　冠群可期

健康加油站 47

痔瘡健康診療

陸明 編著

大展出版社有限公司

前言

「每排便就出血」、「排便時會裂痛」、「出濃，臀部經常濕濕的」……。

一般被稱為痔瘡的肛門疾病，有各種不同的症狀。而且臀部不舒服就和牙齒痛一樣，即使是小小的毛病，也會使人心情沮喪。

這種症狀一、兩天內漸漸惡化，則無論工作、讀書都無法專心。並且因為所患的部位是臀部，害羞的人不敢與人商量，而獨自煩惱。

有很多患痔瘡的人都不願臀部供人診斷，而自己作診斷，在附近的藥局或自稱為專治痔瘡的地方買成藥或軟膏來擦，或是民間的自行療法等。大多數的人一旦用此類藥物使疼痛消失後，都會忘了自己曾患有痔瘡。兩、三個月後又發生相同的症狀時，就再到藥局買成藥……，如此無謂的重複，將使痔瘡更加惡化。

直腸科的醫生，在治療痔瘡患者時，常會聽到病人說「愈快愈好……」「愈簡單愈……」「最好能不痛」「最好不要住院就治好」，每聽到這些話時，腦海中經常會浮現如下的情景。

①為什麼使痔瘡一直惡化而不會想到要加以預防呢？

②初期症狀出現時，為什麼不立刻接受治療呢？

雖然常會有人於臀部不好時就到藥局買成藥，但是，縱然不使用成藥，僅於排便後用水洗清，且調整通便情形，而治好某種程度的痔瘡，心情也會變得開朗。現在苦於痔瘡的人，有一半是以此法自己治療的。也就是說，與其用藥，不如保持患部於良好的環境中要來得重要。

因此，於排便後用熱水清洗臀部，保持臀部的清潔，即可消除引起痔瘡的便秘與下痢，每天早上排便順暢，大多可預防痔瘡。

如果這樣也無法消除痔瘡的症狀時，就不要恥於接受直腸科的專門醫生的診斷。

因為說到痔瘡，在肛門疾病中有很多的種類，即使是相同的症狀，但有很多情形事實上是與你猜想的疾病不同。特別是最近因進入高年齡化的社會，且飲食的習慣趨於洋化，導致了直腸癌、潰瘍性大腸炎、大腸憩室症等下部消化器（大腸）疾病大量的增加。這些疾病的症狀有時也會隱藏在痔瘡的症狀裏。

因此，重要的就是要接受好的治療，不要妄自判斷，胡亂買藥吃，或找密醫。

從肛門外科的專門醫師來看，對於實施好幾年的自行療法，卻使自己病情惡化的患者，當然感到頭痛。而最令人頭痛的，就是在診斷反覆接受五、六次打針、開刀，而使痔瘡更加嚴重的患者。

故要特別注意，不要被「打一針即刻就好」的花言巧語所迷惑。

本書目的要使因痔瘡煩惱的人有一傾吐的對象，並且告訴痔瘡患者所應注意的事項。

此外，也有提及有關直腸科的治療法。請讀者將本書作為參考，重新享受不知何為痔瘡的快樂生活。

目錄

前言……三
第一章　三個人中就有一人患痔瘡……一三
❀北京猿人也曾因痔瘡而煩惱……一四
❀每三個成人中，就有一人患痔瘡……一五
❀痔疾者常利用成藥自行治療……一五
❀打高爾夫球時痔疾為什麼常會轉劇……一六
❀痔瘡並非遺傳而是自己造成的……一七
❀只要每天稍微下點工夫即可收到預防效果……一七
❀用衛生紙擦拭臀部是東方人的習慣……一八

❁排便與痔瘡有密不可分的關係……二九
❁肛門的三種疾病：痔核、裂肛、痔瘻……三〇
❁痔疾的治療方法可分為兩種……三〇
❁害羞會使痔疾更惡化……三一
❁交遊廣知識豐富者就是發現好醫生的專家……三二
❁臀部的疾病屬於外科醫生的治療範圍……三三
❁「痔疾手術很痛」可說是傳說……三三
❁千萬勿受「一次根治法」的花言巧語所騙……三四
❁誤認為肛門出血就是痔瘡是很危險的……三五
❁患痔疾的孩子愈來愈多……三五
第二章　每天下點工夫即可預防痔……三七
❁第一步要從不忽略早餐後的便意開始……三八
❁從容吃早餐是解除便秘的秘訣……三八

❀兩次排便的人大多是直腸神經敏感……三九
❀在廁所中「冥想」最長只能五分鐘……四〇
❀帶著書報進廁所，往往會忘記用力排便……四一
❀用紙擦臀部有如將便渣擦入臀部的皺紋內……四二
❀用熱水洗臀部最乾淨……四二
❀沖洗肛門內部很重要……四三
❀用肥皂反會收到反效果……四四
❀坐浴就是將臀部沾上熱水再用脫脂棉擦洗……四四
❀入浴時切勿按摩肛門……四五
❀患有痔疾的人最好排便後即刻入浴……四六
❀若能輕易的排便則晚上排便亦無妨……四七
❀若一直用紙擦臀部易引起肛門發炎……四八
❀與臉一樣臀部的保養也很重要……四八
❀內褲會沾便渣的人排便後應隔些時間再穿上內褲……四九

❁隨身攜帶輕便型洗淨器可使臀部經常保持清潔……五〇
❁馬桶坐式較蹲式方便理想……五〇
❁糞便的硬度如牙膏般的較為理想……五一
❁最不好的糞便是反覆排出如兔糞般堅硬與多水分的下痢……五二
❁喝酒時並無任何異狀，但第二天會出現酒精的不良反應……五二
❁酒量的多寡應由自己來決定……五三
❁眼睛看不見的疲勞對痔瘡有不良影響……五四
❁喝咖啡或紅茶以成分淡的較為理想……五四
❁如果臀部沒有傷口可安心的食用調味料……五五
❁寒冷是痔疾的大敵請留心以免著涼……五六
❁冬天應設法使便器暖和才能舒服的排便……五六
❁寒冷的日子外出時攜帶懷爐較好……五七
❁喜歡釣魚的人得痔瘡，除了寒冷還有其他原因……五八
❁硬度適當的椅子較柔軟的椅子好……五八

❀座墊應配合自己臀部的大小親手縫製……五九
❀坐著工作每隔一小時最好能走動三～四分鐘……六〇
❀收縮肛門的運動可去除淤血並預防痔核……六一
❀痔疾完全治癒後可儘情地享受運動的樂趣……六一
❀不可過於期望藥效，坐藥具有通便的功能……六二
❀哪一種坐藥較好？可請教有經驗的患者……六三
❀坐藥塗上凡士林或軟膏後即可輕易的裝入……六三
❀灌腸劑與瀉藥易養成習慣要避免連續使用……六四
❀實施民間療法入浴可收幾十倍的效果……六五
❀洗溫泉澡有時會產生反效果……六六

第三章　治好下痢與便秘即治好了一半的痔……六九

❀消除便秘與下痢以保持臀部的健康……七〇
❀水是大自然賦予的天然通便劑……七〇

❁ 一早起來喝些鹽水也可促進通便……七一
❁ 牛奶是特別好的瀉劑……七二
❁ 便秘有器質性與機能性兩個原因……七二
❁ 三天一次定期性的排便並不是便秘……七三
❁ 誤以為便秘就會忽略了大腸疾病……七四
❁ 大腸鬆弛或痙攣時易引起便秘……七五
❁ 哪一種人易患弛緩性便秘……七五
❁ 習慣忍受便意者會引起直腸型便秘……七六
❁ 促使排便的藥有「瀉藥」與「通便劑」……七七
❁ 長時期亂用通便劑會使便秘更嚴重……七八
❁ 便秘最好接受專門醫生的診斷治療……七九
❁ 每天定時上廁所可恢復肛門喪失的記憶……八〇
❁ 有規律的生活才可預防便秘……八〇
❁ 蔬菜能增加排便量並製造柔軟的糞便……八一

❀水果與海草含有自動調節大便硬度的成分……八一
❀脂肪有促進大腸的蠕動使排便容易的功能……八二
❀就寢前按摩腹部能使翌晨儘速排便……八三
❀擁有熱愛的嗜好也有助於化解便秘……八四
❀安定情緒、消除緊張可治療痙攣性便秘……八四
❀瑜伽或自強術對便秘有很大的效果……八五
❀要注意下痢也是引起痔瘡的原因……八六
❀下痢即大腸不吸收水分使糞便以液狀排出……八七
❀消化不良性的下痢也有各種原因……八七
❀神經衰弱也會導致下痢……八八
❀下痢時可由糞便顏色決定其種類……八九
第四章　因不痛拖延惡化為痔核……九〇
❀痔核可分為外痔核與內痔核……九二

❀ 肛門出口的外痔核與內痔核不同，有疼痛感……九三
❀ 突然劇烈疼痛的血栓性外痔核是因為臀部內長了血瘤……九四
❀ 血栓性外痔核治癒後皮膚若鬆弛可簡易地切除……九五
❀ 上痔靜脈叢被壓到血管界限上時會產生內痔核……九五
❀ 內痔核與上痔靜脈叢的動脈支數相應而產生……九六
❀ 第一度的內痔核可依出血情形判斷出來……九七
❀ 第二度內瘤會從肛門內蹦出……九八
❀ 第三度走路咳嗽時內痔核也會蹦出……九九
❀ 硬化注射療法對早期的內痔核有效果……九一
❀ 脫出回不去的痔核可塗橄欖油將其壓回……一〇一
❀ 內痔核逐漸變大時常被假排便感所惑……一〇二
❀ 脫肛指內痔核蹦出吊著，肛門翻裏作面的狀態……一〇二
❀ 蹦出的內痔核若不立即壓回會演變為嵌頓痔核……一〇四
❀ 用軟膏無法治療老化的內痔核……一〇五

❁對內痔核的少量出血置之不理會引起貧血……一〇五
❁長久持續相同的姿勢會使臀部淤血嚴重……一〇六
❁痔核患者有很多是積勞成疾的……一〇七
❁巨大痔核的患者，具有把痔核壓入肛門的技巧……一〇七
❁患痔核者的大便以易排出含多油脂者較理想……一〇八
❁洗澡時按摩痔瘤有時會有反效果……一〇八
❁無痛的肛門出血不一定是內痔核引起……一〇九
第五章　針刺般痛得落淚的裂肛……一一一
❁裂肛是硬便擠開肛門出口所造成……一一二
❁初期裂肛調節排便保持臀部清潔即可治好……一一三
❁裂肛容易發生在肛門前方……一一三
❁裂肛的激痛是肛門括約肌引起痙攣……一一四
❁對裂肛激痛者而言洗澡為其救星……一一五

❁ 裂肛在不知不覺中會陷入惡性循環……一一五
❁ 有人因裂肛激痛而導致廁所恐懼症……一一六
❁ 裂肛慢性化會形成肛門潰瘍……一一七
❁ 裂肛嚴重時肛門口會像紮皮帶似的變得硬而小……一一八
❁ 裂肛是為便秘苦惱的女性常見的現象……一一九
❁ 有內痔核的干擾裂肛就不易治好……一一九
❁ 內痔核脫出也會再度引起裂肛……一二〇

第六章　化膿像隧道般擴充的是痔瘻……一二三

❁ 俗稱穴痔的痔瘻會在臀部周圍造成隧道般的膿洞……一二四
❁ 痔瘻應在症狀輕時就立刻下決心動手術……一二五
❁ 經常下痢的人易引起痔瘻……一二五
❁ 罹患痔瘻者以男性居多……一二六
❁ 「痔瘻是結核性疾病無法醫治」純為迷信……一二六

❁ 肛門周圍膿瘍會引起激裂疼痛……一二七
❁ 肛門小窩的化膿性炎症在晚上不會痛……一二八
❁ 痔瘻與腫膿不同擦軟膏也無效……一三〇
❁ 痔瘻與肛門（直腸）周圍的膿瘍就像徽章有表裏的關係……一三一
❁ 有感冒的症狀，臀部有一點熱度時就必須加以注意……一三一
❁ 積勞、體力衰弱時的下痢最危險……一三二
❁ 馬蹄型痔瘻患者大多有肛門潰瘍現象……一三三
❁ 痔瘻置之不理有轉成癌症的危險……一三三

第七章　肛門的疾病並不只限於痔瘡……一三七

❁ 社會愈高齡化直腸癌就愈增加……一三八
❁ 用指診幾乎可發現直腸癌……一三八
❁ 疣若不管它易轉化成癌……一三九
❁ 一旦發現癌就應立即切除……一四〇

❁ 顯性遺傳的家庭性大腸息肉症……一四一
❁ 肛門上皮潰瘍而引起的肛門癌……一四一
❁ 要特別注意阿米巴痢疾……一四二
❁ 直腸的支持組織鬆弛而引起的直腸脫出……一四三
❁ 直腸黏膜潰爛、出血的潰瘍性大腸炎……一四四
❁ 會大量出血的大腸憩室症……一四四
❁ 肛門小窩發炎會形成肥大乳頭……一四五
❁ 長滿疣的尖圭濕疣……一四六
❁ 吞下會卡住肛門的異物……一四六
❁ 肛門奇癢的肛門搔癢症……一四七
❁ 尾骨上生有腫瘡的毛巢疾患……一四八
❁ 脂腺所引起的粉瘤……一四九
❁ 因汗腺而引起的膿皮症……一四九
❁ 糞便硬如石頭般的糞便栓塞（宿便）……一五〇

❀肛門的性病不斷增加……一五一
❀總以為肛門臭的肛門神經症……一五二
❀臀部神經痛的放散痛……一五二
第八章　母親、小孩與老人的痔疾……一五五
❀懷孕前得過的痔會再次出現……一五六
❀接近臨盆時血栓性外痔核會增加……一五六
❀懷孕時的痔瘡手術要在第四~七個月之間進行……一五七
❀產後的會陰裂傷所引起的肛門括約肌不全……一五七
❀嬰兒的痔瘻可動簡單的手術……一五八
❀生下來就肛門無孔的鎖肛……一五九
❀無法排便時需懷疑是否患了巨大結腸症……一五九
❀嬰兒的屁股若有血跡一定是裂肛……一六〇
❀有些小孩臀部的血管會腫起來……一六一

❁偏食的小孩多有直腸性便秘……一六一
❁蟯蟲也會使肛門搔癢……一六二
❁嬰兒的直腸脫出可逐漸治好……一六二
❁兒童長的疣不會變成癌症……一六三
❁升學考試極易使小孩患潰瘍性大腸炎……一六四
❁柔軟的食物會使老年人便秘……一六五
❁裂肛及痔瘻到高齡時會減少……一六五
❁年齡一大就易患脫肛……一六六
❁痔核手術要在六十歲之前施行……一六六
❁一出血就斷定為痔核是很危險的……一六七
❁癌症的危險信號——可由糞便和出血狀況中略知一二……一六八
❁老年人力量會分散……一六八
❁因臀部發癢而求診的人越來越多……一六九
❁不能動手術的人也可用針灸療法……一七〇

第九章　痔的治療不會痛……一七一
❀病症輕者可用保存療法使病狀停止惡化……一七二
❀直腸外科醫生用指診即可知道痔瘡的狀態……一七三
❀最好排便後才去接受直腸外科的診察……一七三
❀對於治療初期的內痔核有效的硬化注射療法……一七四
❀肛門手術若不縫合應注意清潔才不會化膿……一七五
❀最好的痔核手術是結紮切除法……一七六
❀小內痔核有時可用橡皮圈用力紮緊使之脫落……一七八
❀裂肛手術的要點是把緊縮的肛門口擴大……一七八
❀痔瘻的手術是以切除原發巢與膿管為重點……一八一
❀痔瘻嚴重時有時做人工肛門可根治……一八三
❀痔疾手術需使用麻醉進行故完全不會痛……一八四
❀動手術治療的姿勢……一八五

❁ 手術後的排便只要擴大肛門即可減輕疼痛……一八六
❁ 住院期間是養成規則排便的好機會……一八六
❁ 出院後需保持傷口的清潔……一八七
❁ 徹底除去痔核帶的懷特赫德法不但痛且會引起後遺症……一八八
❁ 肛門手術的後遺症……一九〇

第十章　我是怎樣與痔再見的

……一九三

詢問信箱

為痔所煩惱的解答……二一〇

第一章　三個人中就有一人患痔瘡

❀北京猿人也曾因痔瘡而煩惱

痔瘡（Hemorrhoids）即是肛門附近的靜脈腫大，有時會突出於直腸外。痔瘡通常與便秘、懷孕、久坐、缺乏運動、飲食不當、提重物、肥胖等有關。

痔瘡患部通常會發癢、流血、裂開，引起疼痛及不適等。

人類與用四隻腳走路的動物不同，據說，自從用二隻腳直立行走後，痔瘡這種病就開始有了。

貓與狗等動物，因臀部的位置比心臟的稍高，因此傳送到心臟的血液，會順利的流回心臟。但人類心臟的位置，因比臀部高得太多，血液經常停滯在肛門部分，通稱為淤血。

臀部的淤血是引起痔瘡（尤其是所謂的痔核）的最主要原因。因此可以說，這是頭腦發達的直立動物常患的疾病。所以，我們的祖先北京猿人也一定曾因痔瘡而煩惱。

✿每三個成人中，就有一人患痔瘡

不論東、西方，痔瘡始終困擾著地球上全體的人類。

雖然不是正式的調查，但據說平均三個人之中，就有一人或半數以上患有痔瘡症，更嚴重的說法，即在十個人中有八人患有此疾，而剩下的兩人中，卻有一人隱瞞事實。

「大便的量多，或是以米為主食的飲食習慣，易患此症。」

「利用蹲式上廁所的習慣，對痔疾者有不良的影響。」

這樣說來，在我們的生活型式中，有很多是造成痔瘡的因素。因此，可能會有許多人對這類型的生活環境感到抱怨。

✿痔疾者常利用成藥自行治療

已患有痔核的人，每當痔核露出，就不得不跑進廁所將其壓回，不論坐車、工作、運動甚至喝酒時，都很令人擔心，為什麼這些人如此地有耐心，不立刻接受治療呢？對此問題，令人始終感到不可思議。

有很多痔瘡者，都不立刻接受治療，而繞了個大圈子才找醫生。

大部分的人都逕向藥局購買藥劑或軟膏塗抹患處，或是接受「一次根治法」或「不必入院手術即可治療」的療法，而使痔疾益發惡化。直到患者發覺有出血疼痛的現象時，才向醫生求診，那時已過了三、四十年了。

❀打高爾夫球時痔疾為什麼常會轉劇

在高爾夫球場中，常會發現像螃蟹走路的人，這或許就是在打高爾夫球當中，臀部突然情況惡化的緣故。因為每當打高爾夫球揮桿時，腹壓非常大，所以患有內痔核脫出的人，痔核就會逐漸的露出來。

而且也有些人一大早不排便就出去打高爾夫球，為了壓抑大便，臀部就會用力，尤其在早上天氣較寒冷，縮緊了的臀部一用力，即易使肛門括約肌中的內痔核縮緊，而變成嵌頓痔核（請參照一〇四頁），或是變成血栓性外痔核（請參照九十五頁），導致身體不能動彈，而被球童抬走。

❀痔瘡並非遺傳而是自己造成的

被痔疾困擾的患者常會問：「我的父親也是痔疾患者，這是否與遺傳有關？」

的確，在痔疾患者的親人中，有很多也有痔瘡。由於每三人即有一人患痔瘡，所以近親中患有此疾者並不是不可思議的事。

因此，醫生經常會回答：「或許是因為與容易便秘或是容易染上痔疾的體質有關。」此外，家庭環境及生活習慣的影響更大。

雖是飯後、睡前勤刷牙的人，也很少在便後清洗臀部的。

這就好比喜歡吃甜食，卻又不喜歡刷牙的人問你：「我之所以蛀牙是否因為牙齒天生就不好？」這時你該如何回答呢？

❀只要每天稍微下點工夫即可收到預防效果

每天只要稍微下點工夫，即可預防痔疾的產生。現在，被痔瘡所困擾的人，只要力行以下的六項要點，就可大大地減輕症狀。

㈠養成有規律的生活習慣。
㈡養成在每天早晨短時間的排便習慣。
㈢在排便後，用溫水或熱水清洗臀部。
㈣要儘量避免便秘或下痢。
㈤避免持續同樣的姿勢，為除去淤血，應經常做些輕微的運動。
㈥感覺異常時，需趁早接受治療。

其中第三項是必須要養成的習慣，而且是非常有效的方法。迅速吃飯、迅速睡覺、迅速排便，將臀部洗乾淨，痔瘡才不易產生。來！讓我們開始過著不知痔瘡之苦的快樂的生活吧！

❀用衛生紙擦拭臀部是東方人的習慣

曾經從朋友那裏聽到這麼一件事，從前他到某一個印尼人的家裏借用廁所時，看到牆壁上掛著一些像試驗管架子似的裝了水的瓶子，就很好奇地請教那家人，他們立即回答說：「家裏的每個人各有屬於自己的瓶子，大便後即用瓶子的水沖洗臀部。」

用紙擦臀部是文明國家的野蠻習慣。東方人幾乎是用衛生紙擦拭臀部。但是，南亞或中東各地以及非洲國家，大多是在排便後，以水沖洗的方式來清潔臀部。而歐美的人則經常利用局部盥洗器，或淋浴的方式來清潔臀部。這樣看來，世界上，排便後用紙來擦拭臀部的人，不如用水來洗淨的民族多。

❀排便與痔瘡有密不可分的關係

痔瘡與排便有非常密切的關係。

便秘所造成的堅硬大便，因為要擠壓使它排出而用力，因此使臀部周圍的靜脈叢淤血狀況益發的嚴重。且堅硬的大便，更易使肛門裂開。

下痢亦和便秘一樣，因多次的上廁所而使臀部淤血。若於肛門負傷時，再被細菌所感染，則可能會成為肛門潰瘍以及痔瘻的致病原因。

用紙擦拭臀部的習慣，易將大便擦入臀部的皺紋內，而使臀部的周圍不潔，引起搔癢或發炎等症狀。

❀肛門的三種疾病：痔核、裂肛、痔瘻

臀部的疾病多達二十種症狀。但其中最多的即痔核、裂肛（肛門裂創）、痔瘻等三種，約佔了百分之九十左右。因此，可以說是肛門的三大疾病。而一般所說的痔瘡，即是指痔核、裂肛、痔瘻。

三者中最多者即是痔核，約佔肛門疾病的六十％，痔瘻佔十五％，裂肛佔十五％，其他佔十％。

裂肛與痔瘻的罹患率也稍有差異。痔疾患者，男性約為女性的三倍，而男性患有痔核與痔瘻的較多，女性則患有裂肛與痔核者較多。

痔核與裂肛、痔瘻與痔核等，有很多人是同時患有兩種以上的痔核疾病。

❀痔疾的治療方法可分為兩種

痔疾的治療有「保存療法」與「手術療法」兩種。所謂「保存療法」，即以不使病狀更加惡化為目的的治療法。此即改善飲食的生活習慣，治療便秘，而使其排

出柔軟的糞便；施行入浴或坐浴以保持臀部周圍的清潔，並促進血液的循環等。

只要能恆心的實行這些事情，症狀就會有相當程度的好轉，再加上實際需要而使用坐藥（劑）或軟膏與內服藥等。這樣如能使症狀減輕而不致妨礙日常生活，就可不必考慮動手術。

「手術療法」是將引起疾病的患部完全予以切除，使其不再發作的根本療法。一有痔疾就開刀，是貿然的行為。大多數人只要施行「保存療法」即可痊癒。

害羞會使痔疾更惡化

有很多人認為臀部是不潔淨的地方，故即使臀部發生怪異現象，也不求診於醫師。

接受痔疾的治療時，最忌諱的就是：因為害羞，或誤以為開刀時會疼痛，而失去早期治療的機會。在痔疾的初期，若立即接受直腸外科專門醫師的治療，配合飲食及生活習慣的改善，則在短期內即可完全地根治。

痔疾並不是立刻危及生命的疾病。但若因此而苟且蔑視，則將會使痔疾更加惡化。因此，因害羞而不接受臀部的檢查，才是使痔瘡惡化的最大原因。

❀交遊廣知識豐富者就是發現好醫生的專家

若欲知患痔疾應接受怎樣的治療？應找什麼樣的醫生？你應如何處理？最好的方法，就是與朋友或近親商量，請他們介紹曾患痔疾動過手術的人來介紹醫生。

如此，立即可知你所住的地區裏，那一家醫院的風評最好。並且他會很親切的告訴你平常所應注意的事項。如果這樣你還是不放心，就再找一個接受過手術的人來問問看看。

痔疾者之所以能接受到良好的治療，與他的交際廣泛，消息靈通有很大的關係。

❀臀部的疾病屬於外科醫生的治療範圍

近朱者赤，近墨者黑——若常周旋於痔疾患者之間，你也可能感染痔瘡。

當臀部不適而想接受醫生治療時，但由於大都市裏人口的流動量大，調職或升學等因素，而不了解當地醫院情形的人有很多。

諸如此類的人，由於「附近雖然有內科醫生，但卻沒有直腸科的醫生」，「沒有可以問出何處有好的治療痔瘡的醫生的親人」，「從電話簿上找到直腸科的醫生，但不知他的地址，且不知醫術如何？」只好到藥局去買成藥的情形很多。

所以要切記的是，痔疾一般是由外科醫生來治療，如果無法找到適當的醫生時，可透過當地的「醫療服務中心」介紹專門的醫生，最安全可靠。

❀「痔疾手術很痛」可說是傳說

讓痔疾者對醫生敬而遠之的另一理由，可以說是「手術痛得要命！」這句傳說。

的確，在四十年前所盛行的懷特赫德（White Head）法（請參照一八八頁），手術後會非常的疼痛。

但是，現行的結紮切除法手術（請參照一七六頁）會令患者驚訝，一點也不感覺到疼痛。最多會在麻醉過後疼痛三、四個小時罷了。並且打止痛針的人，五個人中只有一個，剩下的四個人完全不會感到疼痛。當然，早期接受治療，不必動手術即可治好的情況較多。

❀千萬勿受「一次根治法」的花言巧語所騙

以往對於痔瘡沒有確實的治療方法，據說是「連求神也治不好的病」。苦於痔瘡的人中，有很多都是聽到「不管手術幾次，都會再發」，因而不願接受治療。

這種傳聞的產生，醫生亦需負責任。在標榜直腸科的醫生中，有些即利用患者希望不經手術而治好的心理，在患者的患處塗上自稱是「祖傳秘方」的藥物，或是實施所謂「注射一針即能治好」這種歐美認為危險而不打的強烈針等，使病人疼痛不堪。

✿誤認為肛門出血就是痔瘡是很危險的

在痔瘡之中，內痔與裂肛經常有肛門出血的現象。

而患有痔疾的人通常會習慣於此類的出血。但肛門出血經常有隱藏更重大疾病的情形。

諸如可怕的大腸癌、潰瘍性大腸炎、大腸憩室炎……等，肛門出血的疾病逐漸的增多。

而隨著社會的高年齡化，同時生活的方式與飲食的習慣亦逐漸洋化，患有此類疾病的人明顯增多，故需特別的注意。

✿患痔疾的孩子愈來愈多

最近，說「我們家孩子的肛門有異態」，而帶著在小學就讀的小孩子，來到直腸外科接受診察的媽媽愈來愈多。

大體上，硬便是其原因，而致使肛門破裂而出血，或是肛門的血管發生凸出的異常現象。

這或許是由於母親的溺愛與飲食起居的變化之故。

聽說患痔瘡的小孩子最愛吃的東西就是漢堡與咖哩飯。並且吃的東西逐漸西洋化，如肉類與蛋類等的食物變多。而此類的食物因纖維素含量少，易使肚子內的大便份量減少，而造成大便硬化。

第二章
每天下點工夫即可預防痔

✽第一步要從不忽略早餐後的便意開始

有了便意即需立刻排便，否則將會消失，形成便秘。

通常，便意產生在早餐用後，此即胃壁由於食物而引起的刺激，促使大腸的蠕動，而將大便送往直腸的胃，便發生了結腸反射的原因。不可忽略所引起的便意，要立刻的進廁所，此時暢快地排便，比什麼事都還重要。

但也有很多人在早晨一醒來就進廁所的，這是胃對結腸反射特別敏感的人。早上醒來後稍微的活動身體，喝點茶水，胃壁就會因此受到刺激，而將大便迅速的送到直腸。這是因早晨醒來時，胃內空無一物，胃壁會敏銳地感覺到刺激。

✽從容吃早餐是解除便秘的秘訣

充分的攝取早晨，是消除便秘的秘訣。你每天是否從容的吃早餐、排便，且輕鬆愉快地上班工作？

因為早上晚起，以致無法吃早餐……或雖吃了早餐卻匆忙地上班，經常會抑制排便……。

若反覆如此生活，就無法感受到吃早餐後所引起的胃對結腸反射，而會習慣性的便秘，是引起痔疾的原因。

因此奉勸各位，如果你想保有一個健康的臀部，即需每天早晨，有規律的養成飲食與排便的習慣。要達到這些，只需每天提早三十分起來即可。

❁兩次排便的人大多是直腸神經敏感

有些人在上完廁所後，二十分鐘又想再排便。

這種現象大都發生在大便較為柔軟，或直腸神經較為敏感的人。

早餐過後，因胃對結腸的反射作用會使腸產生激烈的蠕動，而當天要排的大便，即從S狀結腸送入直腸內。但大便柔軟的人，常有部分的大便殘留在S狀結腸的情形。而這些剩餘的糞便經過了一段時間後，才會被送至直腸部位，由於直腸神經敏感就會再度感到便意。

因此在早晨排便兩次，並非異常現象。因量少不去理會，將其忍下亦可，但排

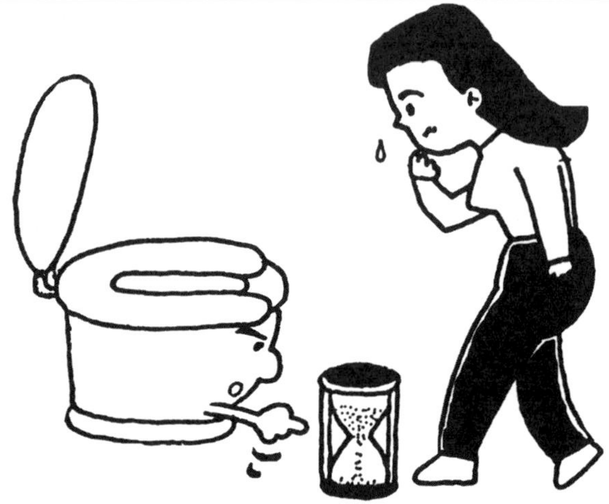

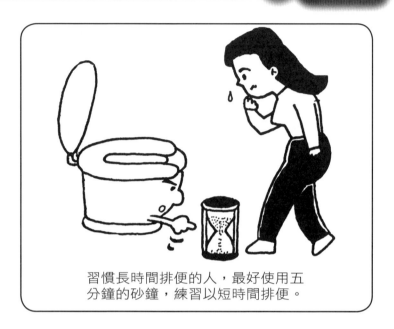

習慣長時間排便的人，最好使用五分鐘的砂鐘，練習以短時間排便。

掉較為舒暢。

當然，也有一天三次，每用餐後就上廁所這種胃的結腸反射較敏感的人。

❀在廁所中「冥想」最長只能五分鐘

你在廁所內究竟待多久？

在廁所的時間，不論是蹲式或坐式，最長只能停留五分鐘。大便第一次排出後，而再將剩下的分為兩次或三次，斷斷續續的排出。

為了要防止臀部的淤血，結束後就沒有必要一直待在廁所裏，需趁早的離開便器。長時間排便的人，廁所中竟然待了二、三十分鐘，真令人不可思議，他們到底在做什麼？

在廁所內待五分鐘以上的人，也一定是被脫出的內痔核，刺激到齒狀線而引起的假排便感（請參照一〇二頁）所迷惑。

❁帶著書報進廁所，往往會忘記用力排便

經常有人帶著報紙或雜誌進入廁所。

此類型的人，大多是患有便秘症與內痔核的人。而且他們誤以為用力排便會對痔瘡不利，因此，只靜靜地坐著等待大便自動的排出。

但你若不施力，大便是不會出來的！

將上半身往前傾，即多少會有些腹壓，因此經過十分鐘至二十分鐘後，大便就會自然的出來。因不施力，大便無法一口氣的排出，這樣一來排便的時間就拖長了。並且會被假的排便感所騙而一直看著報紙。

✽用紙擦臀部有如將便渣擦入臀部的皺紋內

若你的手上沾滿繪畫顏料時，應如何處理？

如果在平滑的塑膠板上沾有繪畫顏料時，若有水分即可用紙擦乾淨。但人類的皮膚具有細細的皺紋，而且毛孔高低不平，因此用紙擦時，繪畫顏料即會陷入隙縫而留下色彩。

也就是說，用紙是無法擦乾淨的，應該用水來沖洗。

臀部清潔的道理亦同！使用紙來擦拭臀部，就好像是將便渣再塗進去一般，你是否也這樣想呢？

✽用熱水洗臀部最乾淨

不再使用衛生紙，於排便後用熱水來沖洗臀部是最好的方法。

水當然也可以，但因大便具有易溶解於熱水的性質，所以效果更佳。

現在幾乎家家都在浴室內裝有淋浴設備，因此，痔疾者應用淋浴來沖洗臀部，當然用傳統坐浴的方式，亦能收到極大的效果。

市面上已發售一種設備簡單的噴射式臀部洗淨器具，以及自動式的溫水、溫風便器設置等。利用此種產品也能有效地清洗臀部。

❀沖洗肛門內部很重要

利用淋浴設備或以坐浴的方式洗臀部時，應注意的是將熱水沖送入肛門口。臀部的洞孔呈筒狀，具有縱的皺紋，且其內側的皺紋處若留有便渣時，肛門口即會發癢。

常有人說：「我本想要將洞孔內部洗乾淨的，但肛門卻是關閉的，所以……」這是臀部未用力之故。

司肛門關閉的肛門括約肌，會由於臀部用力而使洞口開得最大。因此，必須一邊如排便般用力，一邊清洗，方可洗淨臀部。

✽用肥皂反會收到反效果

因為手指能順利的伸入肛門孔，所以有些人會於排便後，淋浴時手指沾滿肥皂伸入肛門內清洗。

有這種習慣的人，大多是曾經動過痔疾手術的人。這大概是因為手術後，就成為一個徹底愛乾淨的人。

但絕對禁止用肥皂來清洗肛門孔。因用肥皂清洗時，肥皂液會將肛門內側保護直腸的黏液沖洗掉。

這正如人用肥皂洗臉，卻沒人將肥皂塗在唇內一般，沒有必要故意在臀部內塗上肥皂。

用熱水洗後的臀部，要用紗布溫水擦拭。

✽坐浴就是將臀部沾上熱水再用脫脂棉擦洗

只要是曾患有痔疾的人，就必定有坐浴的經驗。

排便後即將臀部放入一裝有熱水的較大洗面盆；或是差不多大小的水桶中，輕輕的用脫脂棉洗擦的方法。

坐浴時要儘量的將臀部攤開，並且稍微的運用腹部的力量。若能在排便前事先準備兩盆水，效果將會更好。

從前為了消毒而在水中加入肥皂溶液等，反而導致皮膚炎，因此，只要用熱水來沖洗就可以。

坐浴用具使用類似洗餐具的盆子較為適合。

❁入浴時切勿按摩肛門

在進入浴盆前，先沖洗臀部是一般的常識。而患有痔疾的人，尤需特別仔細地清洗一次。

雙腿張開使臀部也隨之張開，腹部一邊用力，一邊用指尖輕輕的接觸洞穴，以熱水充分地擦洗，或是利用淋浴的設備也可以。

又沾熱水後並非只縮著臀部坐著，而是可用手掌撥動臀部附近的水，使其呈波

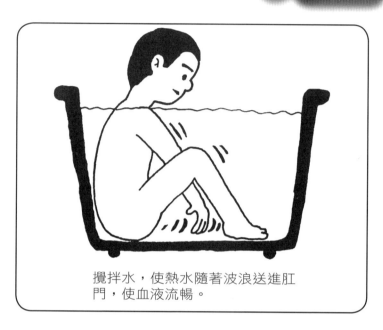

攪拌水，使熱水隨著波浪送進肛門，使血液流暢。

浪狀態，致使臀部充分的沾到熱水。

但要嚴格的禁止用手指直接的按摩肛門。這是因為只要入浴，肛門附近的淤血即可完全消除。（請參閱一〇八頁）。

患有痔疾的人最好排便後即刻入浴

對痔疾患者而言，最好的方法即於排便後立刻入浴。其效果可列舉如下：

㈠可用熱水來沖洗臀部。

㈡突出的內痔核，在熱水中亦可輕易的將其推回去。

㈢入浴是使裂肛患者消除排便後的激烈疼痛之特效藥。

㈣促進全身的血液循環，消除臀部的淤血。

在台灣較少像歐美的人有早晨淋浴或入浴的習慣，現在家家都有熱水器，隨時有熱水可用，因此，無論如何一定要養成早晨排便後立刻入浴的習慣。

❀若能輕易的排便則晚上排便亦無妨

也有人晚上上廁所後入浴，以保持臀部乾淨。

有這種習慣的人，往往也患有內痔核脫出。而且有很多人都是在浴室中洗淨臀部的同時，再於熱水中將痔核壓回去。

這或許是因為排便後，因即將入浴而決定在晚上才排便。如果這種習慣情況非常的順利，是沒有什麼問題的。但此類型的人常患有習慣性便秘症（請參閱七六頁），而且可以在廁所中待上好幾十分鐘。因此如果可能，最好於每天早晨順利的排便後，養成入浴或坐浴的習慣。

❀若一直用紙擦臀部易引起肛門發炎

排便後用紙來擦臀部，是絕對無法擦乾淨的。

但有些人明知這樣，卻往往會神經質的擦上好幾次。

用紙擦臀部的人，普通都只是擦肛門輪的外側部位。因無法忍受肛門內的糞便，想連同肛門內的糞便也一齊擦掉，而常會將紙壓入肛門內去擦，因此會由於此種刺激促使肛門緊縮，以致無法擦拭。有時又會因為太用力擦，使肛門受到擦傷並且出血，而導致患者驚嚇得不敢擦。

由於引起炎症，疼痛發癢，所以，此類的人應立即改變清潔的方法，用熱水來沖洗。

❀與臉一樣臀部的保養也很重要

為了防止冬天氣候乾冷所引起的嘴唇乾裂，必須塗上唇膏。

但肛門乾裂時，應如何來保養呢？

恐怕幾乎所有的人都未加以保養吧！

肛門與嘴唇相同，肛門乾裂有疼痛的感覺時，手指塗上一點凡士林軟膏，微微伸入肛門內部。

又於炎熱的夏天時，較為肥胖或臀部周圍汗腺發達的人，會因汗的關係而使臀部潮濕。有這種情況的人可在臀部的周圍撒上爽身粉保養。

✿內褲會沾便渣的人排便後應隔些時間再穿上內褲

「醫生，是否是因為我肛門孔夾住了內褲，而使內褲沾了便渣，有什麼方法可以預防這種事情呢？」

經常可以聽到患者如此的詢問。有很多初期痔核的患者都會有這類的煩惱。

這是排便時為了要順利的將糞便排出，而肛門的內部與糞便的活動會一致滑出肛門外，但想縮回卻又太緩慢的緣故。

便後，不論如何是無法用紙來擦乾淨的，因此，需用坐浴或淋浴的方法來沖洗臀部，塗上軟膏後，隔一段時間再穿上內褲，就不會有沾上便渣之虞。

內褲被污染，也就是「臀部需接受診察」的警告信號。

❁隨身攜帶輕便型洗淨器可使臀部經常保持清潔

「早晨便後坐浴，常會使心情輕鬆愉快。但若外出時上廁所只用紙來擦，情緒常會因此而低落，因此，我隨時攜帶這類的東西。」

曾有一個中年患者如此說著，還拿出一個塑膠袋。裏面整齊地裝著，兩個小塑膠沾水的脫脂棉、紗布、手帕與軟膏等。

含有消毒液，已包裝好的皮膚清潔脫脂棉，攜帶方便。你若也能準備這些排便後用的輕便型器具，外出時一定也能使你愉快地進入廁所。

❁馬桶坐式較蹲式方便理想

常有病人問：「醫生，是否坐式的抽水馬桶較為理想呢？」

在你的周遭環境中，應該也不乏有人說：使用坐式抽水馬桶的上廁所方式，肚子無法用力，結果糞便不易排出。

醫生常答以：「只要個人能順暢排便，就可以了。」

雖然如此，但若要仔細的區分其優劣，仍然以坐式抽水馬桶的方式較好。因為蹲著排便所用的力量，常會超出一般排便需要的力氣。

據說一般排便所用的力量常易使血壓升高十～三十以上。因此，患有高血壓的人，或腹部一用力即引起脫肛的人，還是以坐式抽水馬桶較適合。

❁糞便的硬度如牙膏般的較為理想

因便秘所引起的硬便，會使臀部產生下列不良的影響。

㈠若不長久的用力，糞便就排不出來，因此肛門附近的淤血便更嚴重。

㈡容易產生痔核的黏膜部，以及肛門上皮的部分，將會受到物理上的刺激。

那麼，到底哪一種型態的糞便是最理想、最能順利的排出？這雖因人而異，但一般皆認為如牙膏般柔軟有型的糞便，最理想。

這種硬度就是當糞便落在便器時，亦不會變形的柔軟程度。像香蕉一般，也無不好。就是介於香蕉和霜淇淋的柔軟度，較為恰當。

❀最不好的糞便是反覆排出如兔糞般堅硬與多水分的下痢

如果最理想的糞便呈牙膏狀，那麼，最壞的型態就是一再出現堅硬如石，像兔子的糞便，和似水般的下痢。

這種類型的糞便一次只出少量，且立刻又有便意。而如兔糞般的大便，因在腸內時水分已完全被吸掉，而變硬。糞便如果長久停留在腸內，則腸內黏膜會因此而引起輕微的炎症；又由於腸內細菌的變化，也會導致大便腐敗而呈泥狀，進而引起下痢。這一類型的便是痙攣性的便秘（請參閱七五頁）所特有的型態，而弛緩性便秘，如果在腸內的糞便停滯時間過長亦會引起此種情況。

❀喝酒時並無任何異狀，但第二天會出現酒精的不良反應

酒精對痔的不良反應，有痔疾而好飲酒的人，應該都有切身經驗。

因為一喝酒，酒精會鬆弛血管壁，因此，輸送血液會比往常還多地被輸送到肛門內的痔靜脈叢。

如此一來，患有痔核的人，其淤血情況將更嚴重甚至腫起。而患有裂肛或痔瘻的人，其疼痛程度與發炎症狀會更加的嚴重。

「坐著喝酒」的姿勢與酒都有害於痔瘡。但是喝酒的時候疼痛會減輕，自己的身體情況也覺得很好。但在第二天清晨醒來時，患有痔核的人，痔核會腫起並且突出，而患有痔瘻的人，則會感到難以形容的激烈刺痛，病狀更形惡化。

❀酒量的多寡應由自己來決定

各位大概都極欲知道患有痔疾時「究竟可以喝多少酒？」

這因人而異，無法一概而論。所謂適量，即是於喝酒後，身體不會產生不良反應的程度。因此，為防止過多的酒精會對痔產生不良的影響，應禁止喝威士忌而改喝啤酒。且自己決定攝取不影響痔瘡的適當酒量。

俗語說「過猶不及」，當我們決定酒量限度的同時，亦應考慮酒精對於肝臟以及心臟的不良影響，配合你的健康狀態來決定適當的酒量才是重要的。

酷愛飲酒，導致痔疾流血而感到吃驚時，為時已晚矣！

❁眼睛看不見的疲勞對痔瘡有不良影響

「為什麼菸一抽多，痔瘡就惡化？」

常有病人如此問。其中甚至有人說香菸比酒精更有害於痔瘡。

但事實上，香菸內的尼古丁含量，對痔瘡並無多大的不良影響。

與其如此，不如說一根接一根抽菸的狀態才有害於臀部。

持續數小時坐著的會議或加班，以及消遣的通霄麻將；這些看不見的累積疲勞，將比香菸更直接的對痔瘡有不良的影響。

❁喝咖啡或紅茶以成分淡的較為理想

除了酒精與香菸外，其次也有很多是有關咖啡、紅茶等嗜好飲料，對痔瘡影響的問題。

咖啡、紅茶以及濃綠茶、可可等，雖會使消化器官的運動以及分泌異常，但對痔瘡是沒有什麼直接影響的，可不必過分擔心。

補給充分的水分是促進通便的要點。喝濃咖啡時，加入大量的冰一起喝，或以好幾杯美式淡的飲料替代，是對付臀部的良策。水分吸收愈多，對臀部愈有益處。因此，只要注意水分補給即可。

❀如果臀部沒有傷口可安心的食用調味料

常聽人說，辣的東西對痔不好。

的確，大量的攝取調味料會刺激腸的黏膜而發炎，或是會使胃的活動變得遲鈍，進而引起便秘。

不過，適度的食用調味品，能增進食慾，並促進消化液的分泌，同時提高腸胃的功能。

但若大量的辣椒或咖哩未完全消化即被排出時，將會嚴重的刺激。所以痔疾者若有傷口、動過手術，或裂肛的人，最好避免食用。

因此，痔疾者除了像韓國料理，或麻辣火鍋等特別辣的東西要小心注意外，對於一般的調味料是可以不必擔心的。

❁ 寒冷是痔疾的大敵請留心以免著涼

在寒冷的日子裏，常有人說，身體都要萎縮了。這是因為身體表面的血管為防止散熱而收縮，同時皮膚的肌肉都呈現僵硬的狀態，靠近身體表面的血液流動量減少。

在這種日子裏，痔疾的患者常會說「冷得好痛唷」。這都是因肛門的收縮而造成的現象；患有裂肛的人，更會因傷口的縮緊而感到疼痛不已。

又因寒冷，血液的循環不順暢，而使痔核患者的淤血情況更加嚴重，連齒狀腺附近患有痔核淤血的人，都感到疼痛。

寒冷的日子裏，肛門孔會縮進去。因此患有痔瘡的人，在冬天寒冷的日子裏，設法保持臀部的溫暖，是很重要的。

❁ 冬天應設法使便器暖和才能舒服的排便

以前的廁所都非常簡陋，大多建在屋裏背陽的西北角。冬天時廁所寒冷，常會使臀部緊縮，便意往往變得比較遲鈍。大便太硬的人則易引起裂肛。

患有高血壓的人於用力排便時，血管緊縮，容易引起血壓突驟上升，因此，導致腦出血的例子也不少。

為防止這種危險而又能舒適的排便，可安裝電暖爐，用電來暖和便座，廁所暖和之後再排便。

❀寒冷的日子外出時攜帶懷爐較好

「因為已上了年紀，所以叫太太準備這樣的東西。」有一位朋友要去打高爾夫球時，讓人看設在腰際裝懷爐的特製口袋。

在寒冷的冬天，將褲子改良以放置懷爐，出外釣魚或打高爾夫球時可以防止腰部或臀部的寒冷。這不僅可使因寒冷而血液循環不良的臀部溫暖，同時亦能防止臀部的淤血。

痔疾患者在冬天裏，若可在位於尾骨末梢處的褲子或裙子上做一個袋子，簡單地用鈕釦來安裝，即可不懼寒冷的輕鬆外出了。

❀喜歡釣魚的人得痔瘡，除了寒冷還有其他原因

「昨天去釣魚，使臀部著了涼。」也有臀部突然感到不適而找醫生的病人。這大多是患有內痔核的人，使脫出的內痔核腫大，且併發了血栓性的外痔核，而引起嵌頓痔核。

寒冷，的確對痔疾有不良的影響。但是整天靜坐不動在船上或站在河邊釣魚，而使臀部淤血，比著涼還要數倍不利於臀部。

喜歡釣魚的人應了解自己的嗜好是「坐的工作」，因此，最好約每一小時就做一次輕微的運動，或是在附近走動走動，有助於臀部的血液循環。

❀硬度適當的椅子較柔軟的椅子好

患有痔疾的人因坐硬椅子會使臀部疼痛，故常喜歡坐柔軟的椅子。

但是，像上司坐的那種柔軟的椅子並不適合痔疾患者。這是因為過分柔軟的椅子，在身體移動時會使臀部的皮膚拉緊，臀部整個陷下坐著，而使全部的體重都加

在臀部上，容易引起淤血。

因此，硬度適當的椅子，事實上有利於痔疾者。因為這樣的椅子可保持良好的坐姿，以大腿與臀部共同支撐身體重量，能防止體重直接加於肛門。

❀座墊應配合自己臀部的大小親手縫製

座墊最好是設計在相當於臀部孔洞的地方做個洞，這樣可使大腿的部位支撐全身的體重。

現在市面上有販售塑膠製像泳圈那樣的圓座墊。但此類的座墊軟綿綿的，坐下時沒有一點安定感，故稍微移動上身，經常會使臀部皮膚拉緊。

因此奉勸患者，用繃帶緊緊地纏著木棉絮，親手縫製一個完全符合自己臀部的圓座墊。

中心的孔洞部分（直徑）約十～二十公分，再像捲繃帶一樣，一層一層地捆紮，即可完成。座墊中央的洞過大時，會因臀部整個陷進去而縮緊，導致反效果。

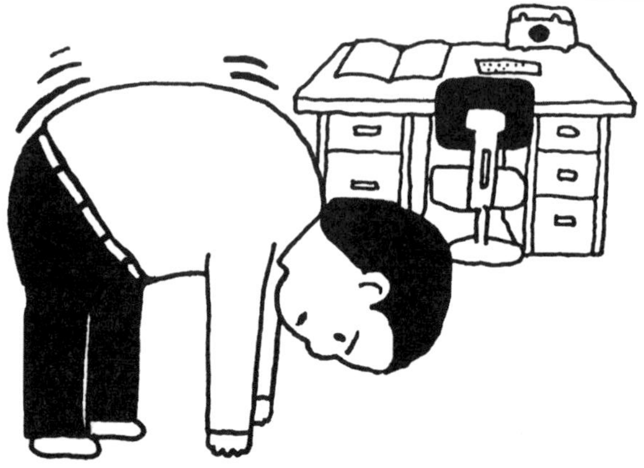

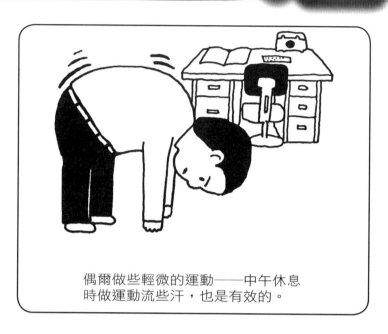

偶爾做些輕微的運動——中午休息時做運動流些汗，也是有效的。

❀坐著工作每隔一小時最好能走動三～四分鐘

一定有很多人每天因為事務繁忙，而需對著桌子繼續不斷地坐著工作。諸如此種一直坐著或站著，即一直持續著相同姿勢工作的人，需每隔三十分鐘～一個鐘頭離開座位兩、三分鐘，在屋內走動舒展筋骨，或去上個廁所等活動身體，是很重要的。

若能做稍微冒汗的運動是最理想的。建議各位，站著做前屈或後仰，以及轉動肩部等的運動亦可。

這樣不只淤血便會消失，亦能改

變一下心情，使腦筋清醒，工作效率也一定能提高。

❀收縮肛門的運動可去除淤血並預防痔核

輕微流汗的適度運動，可促進全身的血液循環，消除臀部的淤血。但斷斷續續地使肛門括約肌收縮的運動，亦能收到相同的效果。

其操作的方法非常簡單。即緊縮臀部，腰部稍微往前突出，而使肛門用力收縮。縮緊時肛門舉肌亦隨之運動，使肛門孔向上抬起。

因肛門括約肌無法持續用力，所以必須持續作縮緊運動。這個運動可以預防痔核的脫出，而且是防止肛門括約肌老化必須做的運動。

縮緊肛門孔的運動，隨時皆可施行，故要一想到就去做。

❀痔疾完全治癒後可儘情地享受運動的樂趣

登山時患有嵌頓痔核或血栓性外痔核，是無法找到醫生的。

一般而言，運動時腹肌需要用力，結果，會因為臀部受到腹壓的力量，使得內痔核脫出。這種患者最好治好了之後，才享受運動的樂趣。否則心裏老是擔心著臀部，是絕對無法專心做運動的。

又如動過切開肛門周圍膿瘍取出膿的手術、或患有裂肛的人，在做身體移動的運動時，臀部會互相摩擦而刺激患部，因此，避免身體的活動是比較聰明的。

但在排便時出血，或痔核稍微脫出，而後又自動縮回去的……這類患有輕度內痔核的人，運動反而會促進全身的血液循環，對痔核有改善的效果。

❀不可過於期望藥效，坐藥具有通便的功能

插入肛門內的藥，有肛門疾患用的坐藥（劑），與替代打針以及內服藥所使用的全身疾患用的直腸內坐劑兩種。與痔疾有關的是肛門疾患用坐藥。其主要成分是被稱為基劑的脂藥摻合著止血劑，以及消炎劑所構成的。

但是，藥劑的效果並不是相當好。若因此就斷言它是不需要的，也言之太過，因為它有下列的優點。

①因為常是在排便後使用，所以使用者需以坐浴方式保持臀部的清潔。

②肛門內部的傷口可敷以脂藥。

③溶解後的脂藥使糞便易於滑落，因此利於排便。

✿哪一種坐藥較好？可請教有經驗的患者

坐藥（劑）的效果到底如何？隨各人的症狀、臀部大便的有無等，環境上有所差異，要正確地調查很困難。將未被人使用過的新奇藥物插入患者的肛門內，患者會由於心理上的作用，而使病情好轉。

在購買市面上出售的藥物前，因種類繁多，故不可隨意亂買，應請教曾使用過好幾種藥且有此經驗的人，與之相談商量較為安全。這是因為醫院在診察病人時，常可見到因使用坐藥使臀部潰爛、發癢的患者。

當然，你若能接受直腸外科專門醫生的診斷，你就可取到適合你症狀的坐藥。

✿坐藥塗上凡士林或軟膏後即可輕易的裝入

不習慣於使用坐藥的人，定有「想要裝入肛門內，卻不易裝入的時候」，「本以為已放進去了，卻又突然跳出來」的經驗。

有此類經驗的人，大多是使用蹲式便器，蹲著插入坐藥。因為蹲著的上廁所方式，會自然地產生腹壓，並且異物接觸肛門，肛門括約肌便反射性地自動縮緊。

使用坐藥時，應在坐藥的先端預先塗上凡士林軟膏，身體橫臥吐氣，就能很順利的裝入肛門內。這是因為當背彎曲時，肛門孔較鬆弛的緣故。

❀灌腸劑與瀉藥易養成習慣要避免連續使用

灌腸劑被使用在直腸性便秘，或是有了宿便時。

但是，這亦與瀉藥相同，會成為習慣，一不灌腸就沒有便意，所以，要避免連續使用。

灌腸劑的主要成分是甘油，其所含的脂肪酸會刺激直腸的內壁，而促進排便。

其使用方法與坐藥（劑）的使用方法相同，即將凡士林軟膏塗在灌腸器的前端，再插入肛門內，慢慢的灌入。

也有一種具有相同效果，被稱為雷士卡爾伯的坐藥。這是讓直腸內產生二氧化碳，刺激直腸的黏膜，而促進排便的藥。但若常用亦會養成習慣。

排便時儘量不要依靠任何東西，靠自己力量排出是最好的。

❀實施民間療法入浴可收幾十倍的效果

有些人用薑湯的溫濕布、大蒜溫汁、蛋油……等各種的民間藥方，做為痔瘡的治療方法。即使自己不刻意製造，外面也有很多販售這種藥。

於臀部發炎接受肛門外科專門醫生的診療時，取具有消炎效果的藥水、軟膏，或止癢的藥，這樣的醫療效果才確實、有效。

若是居住在沒有醫生的地方，則另當別論；若有調製民間藥方的時間，於排便後將其患部沖洗乾淨，燒熱水來消除臀部的淤血，對痔疾的治療有幾十倍的效果。

治療痔瘡最好的特效藥就是「泡澡」與「坐浴」，沒有比這更好的民間藥了。

❁ 洗溫泉澡有時會產生反效果

或許有人因聽說入浴有益於痔瘡，就常洗溫泉。

常有溫泉對痔有效能的記載，但這是意味著溫泉能促進臀部的血液循環，消除臀部的淤血而言。對傷口有效的溫泉，在短時間內可治癒裂肛。但一般說來，洗溫泉的效果，與在家庭中經常洗熱水浴沒有很大的差異。

因此我們不得不注意的是，長時間乘坐轎車或火車前往遠方洗溫泉，會使臀部的淤血症狀更形嚴重，以及在住宿處上廁所方式不一樣而產生便秘等，都會導致的不良影響。

直腸肛門部的構造①

直腸肛門部靠著骨盆懸吊著

腹內的消化器官與其他的臟器一起被固定在一定的位置。那麼，直腸肛門部的末端究竟是如何呢？它是靠漏斗狀的骨盆肌從前後左右給吊著的狀態。

使漏斗狀的出口處縮緊的即為肛門括約肌。而將此部位吊起來者即被稱為肛門舉肌的骨盆肌。其前方是固定在恥骨，後方則固定在尾骨與坐骨。

臀部出力時，肛門的舉肌會將肛門往上吊起，在忍受便意時，即靠意志力，使外肛門括約肌收縮，同時使肛門舉肌弛緩，控制糞便保持在直腸內。排便時，外肛門括約肌會由於用力而使其張至最大。

內肛門括約肌位於司掌大腸運動的輪狀肌末端的部位，是靠意志力亦無法使其活動的不隨意肌。

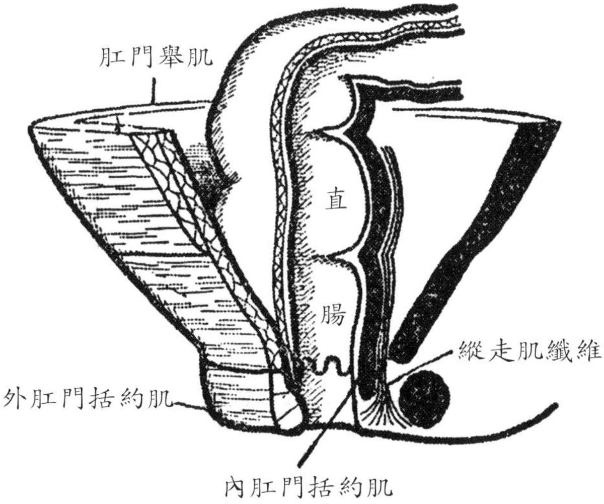

第三章

治好下痢與便秘即治好了一半的痔

❁消除便秘與下痢以保持臀部的健康

你每天是否都愉快地去上廁所?

最不利的就是便秘與下痢。用力的排出便秘所產生的硬便，會使臀部的淤血變得更嚴重。而下痢也會使臀部淤血。這就是成為痔疾的主要原因。

所以如果無法消除便秘，縱使無論你在臀部擦多少藥，絕無法使病況好轉。

若要消除便秘與下痢，健康地過著有規律的生活，保護臀部的健康最重要。

每天早晨清清爽爽的醒過來，吃了豐富的早餐後，順利通暢的排便，即可精神飽滿地開始一天的活動。

❁水是大自然賦予的天然通便劑

便秘，是大腸搬運糞便的活動停滯，由於糞便的水分被腸壁吸收得過多，變得堅硬所引起的。

那麼，是否有不使糞便發硬，腸壁吸收掉的水分，就得重新不斷地補充。

這就與增加泡麵的湯，麵就會變軟且量增加是一樣的道理。治療便秘縱然不吃藥，只要喝上足夠的水，也具有與通便劑相同的作用。不僅是水，喝較淡的茶、咖啡等飲料也可以。

❀一早起來喝些鹽水也可促進通便

有人在早上一起來便喝兩杯鹽水或冷水。

這是養成每天早晨通便習慣的好方法。早上空肚子時，鹽水或冷水會刺激胃，引起胃的結腸反射，是引起早晨便意的刺激物。

尤其是天然鹽，更有刺激腸黏膜，促進大腸蠕動，使腸液分泌旺盛，柔軟糞便的作用。

每天早起排便的習慣，也會形成一種條件反射，自然而然地心理上會產生便意。

認為調製鹽水麻煩時，可沾鹽伴著開水喝。然此類方法，一定要注意攝取過多的鹽分，對老人或有心臟、腎臟病的人是不適合的。

❁牛奶是特別好的瀉劑

曾經勸每天早上喝五、六杯鹽水的老年患者用通便劑，反而遭到拒絕。他雖然了解：「過分攝取鹽分，對老年人有危險。」但他卻堅持說不喜歡吃藥，因此，對這種患者改勸他喝牛奶，較易被他們接納。

老人中有喝牛奶就會下痢的，所以有助於化解便秘。尤其是對中年以上的人，利用牛奶作為便秘的特效藥較好。晚上就寢前喝一兩杯牛奶，到了次晨大便就會順暢。

❁便秘有器質性與機能性兩個原因

所謂便秘是指排便的次數少，有大便數日不解或不欲解，或糞便乾硬。

便秘是消化系統常見的症狀之一。一般因不規則的排便習慣，使排便反射經常受到抑制，造成直腸感受充脹刺激的敏感性逐漸減低而缺乏便意；或因大腸運動緩慢，糞便在直腸內停留較久，水分被吸收過多，使得堆積於大腸內的糞便乾而硬所致。

無法確定便秘的原因時，常會忽略由腸所發生的危險信號。

便秘有兩個原因：一是因大腸本身窄小或黏合，而妨礙到腸內物質通過者（器質性便秘）；一是一邊吸收水分，一邊送出大便的收縮運動異常者（機能性便秘）。而神經性便秘亦屬機能性便秘的一種。

排便的次數通常是一天一次。但若二或三天一次的拉長間隔時，大腸裏的水分會被吸收過多，使糞便變硬，同時會出現肚子發脹，容易疲勞、頭痛、心情惡劣等情形。

❁三天一次定期性的排便並不是便秘

與攝取的食物量相當，而能迅速柔軟地排出者，即不是便秘。

有人說：「我不是每天，而是在早上三天解一次大便。」

若能持續地一次排出三天的量，且是柔軟的糞便，就不是便秘。最理想的是每天早晨排便，若它有固定的排便時間，則沒有改變的必要。

然與此相反者，每天排便，但量少，應排出而尚存留在腹中時，亦可視為一種便秘。尤其是變硬的情形，更是便秘的現象。但也因人而異，通常一次的排便量約一百至一百七十公克左右。

平時多吃蔬菜和含纖維素比較豐富的食物，能幫助大便通暢。

✿誤以為便秘就會忽略了大腸疾病

誤以為初期的直腸癌為便秘，而繼續灌腸者大有人在。

器質性便秘，有時是由於大腸的各種疾病，或先天異常所致。

先天者，稱結腸過長症，也就是S狀結腸等結腸特別長的現象。因此，在那一部分水分被吸收過多，糞便就變硬。

還有巨大結腸症，是在直腸附近的腸壁內的神經先天就缺損，或大腸發炎，腸壁彼此黏合，或癌細胞包圍腸壁，阻塞糞便通過的現象。

對此類器質性便秘，我們有必要及早發現其病因。因此，不要認為只是便秘，應趕快接受醫生診斷。

❀大腸鬆弛或痙攣時易引起便秘

便秘首先應分辨便秘的原因，是器質性或機能性？再判斷是弛緩性或痙攣性？機能性便秘有下列兩種類別。

①弛緩性便秘：大腸的一部或全部蠕動衰弱，鬆弛而引起。糞便在大腸內進行不順暢而停滯時，水分被吸收而變成粗且硬的糞便。

②痙攣性便秘：因為自律神經失調，大腸蠕動異常高昂，到處引起痙攣收縮所致。糞便運送受到妨礙，此時，水分被吸收，變成一塊塊硬如兔子糞便般的糞便。便秘持續一段時間後，即會引起下痢；而下痢與便秘就如此地反覆的交替著。

❀哪一種人易患弛緩性便秘

只食用易消化的食物，如麵、蛋糕等，反而容易產生便秘。

所謂弛緩性便秘，可以說是大腸鬆弛呈怠惰狀態。以下的人易患弛緩性便秘。

①習慣將便意忍下的人。

②生活不規則、無固定大便習慣的人。
③只吃易消化食物，或少量食物的人（糞便的量少不會刺激腸壁）。
④水分攝取少的人。
⑤亂用瀉藥的人。
⑥太胖或運動不足的人（運動不足也會影響大腸蠕動，腹部脂肪會壓迫大腸）。
⑦有胃下垂或內臟下垂的人（先天性肌肉力量衰弱，大腸也易鬆弛）。
⑧有精神緊張的人（交感神經緊張）。

❀習慣忍受便意者會引起直腸型便秘

這是弛緩性便秘之一，大多數人都易犯直腸性便秘。S狀結腸的糞便移動雖然很正常，但若忍受便意成為習慣時，感到便意的直腸排便反射會變弱，糞便就停滯在直腸內。

水分在有排便裝置的直腸中被過分吸收後，即形成一塊塊堅硬的糞便，而成為令人難受的便秘。

經常壓抑便意的人，會引起習慣性的直腸型便秘。一旦忍受便意，下一次的便意就不會有強烈的感覺。嚴重時，糞便會如同石頭般硬，無論多用力也排不出來，稱之為糞便栓塞（請參閱一五〇頁）。

晚起或早晨忙著做家事的主婦，多患有直腸型的便秘。

❀促使排便的藥有「瀉藥」與「通便劑」

通便劑的任務，是讓你能自然排便！

常可聽到患者向醫生說：「請給我易通便的藥。」這種人對便秘相當了解。

所謂「瀉劑」，是強烈刺激腸壁，將腸內的東西一口氣排出體外的藥劑。瓊麻油或硫酸鎂即屬此類。

通常治療便秘的藥，是輕輕地刺激腸壁，使水分不過分吸收，適當地調整糞便的硬度，使大腸蠕動恢復正常為目的。一般人稱為「瀉劑」，倒不如說是治療便秘輔助手段的「通便劑」來得正確。

通便劑，大致可區分為刺激性與機械性兩種。

刺激性通便劑，是刺激腸黏腺，使蠕動活躍，增加分泌物，軟化糞便。脂肪類（刺激性劑）、鎂鹽類、表面活性劑（浸潤性劑）等均屬此類。

機械性通便劑，是混入糞便中，吸收腸內水分，使糞便膨脹、軟化，給予腸壁機械性刺激。水果所含的果膠，與蒟蒻所含的甘露蜜（膨脹通便劑）即是此類。

市面上販售的通便劑，皆是這些成分混合調製的。使用時請接受醫生指示服用較為安全。

❀長時期亂用通便劑會使便秘更嚴重

初期的便秘，在剛發生便秘狀態時，就馬上使用市面販售的瀉劑，因而養成習慣的人很多。

特別是一些愛吃藥的人，因為只要付錢便可輕易地在藥局買到藥；一旦沒有效果，便立刻更換其他藥物，於是便漸漸地使用強烈的藥物。

如此長期亂服成藥，縱然受到強烈刺激腸壁也無任何反應，形成腸壁弛緩，而造成便秘的情形。

要治療這種便秘，除了減少通便劑的量之外，別無他法。這可說是自己造成的麻煩。

因此，經常便秘的人應及早停止使用市面上買的通便劑，接受醫生的診斷。

✿便秘最好接受專門醫生的診斷治療

被便秘所困擾的年輕女性，都在互相交換哪種通便劑效果較好的心得，也藉以尋找適合自己的通便劑。

但若只靠通便劑，永遠也無法治好便秘的。有很多人不知自己患何種便秘時，就服用通便劑。你所使用的通便劑，即使是中藥亦無法讓人安心。

因此，便秘患者首先要接受肛門外科或消化器官科的專門醫生的診斷，了解便秘的原因及類型，再照醫生指示，將「通便藥」做為輔助的手段，藉著改變生活及飲食來消除便秘，才是治好便秘的捷徑。

❀ 每天定時上廁所可恢復肛門喪失的記憶

患便秘且常忘記上廁所的人，最好每天早晨定時進入廁所。

即使不想排便，也請在早餐後固定的時間進入廁所三分鐘，其中一分鐘用力，努力排出糞便，即使沒排出也沒關係，這是要恢復你的臀部所忘記在早上排便的記憶訓練。

剛開始，也許會覺得浪費時間。但你的身體會漸漸地使步調配合，每天在規定時間內進入廁所的習慣，久而久之將產生一種條件反射，一到那時刻就自然會排便。

❀ 有規律的生活才可預防便秘

你走路時是否彎著腰，慢慢的走？

前面曾說過，弛緩性便秘是大腸怠惰下來的結果。若日常生活動作懶散，大腸就容易鬆弛。早上清爽的醒來之後，有規律地過著一天，對預防便秘有很大的效果。讓我們輕鬆地度過每一天吧！每天早晨都在規定的時間進入廁所，就是創造有節奏生活的一種表現。

另外，每天早晚做輕微運動、散步、體操或長跑等，因會促進大腸蠕動，對預防便秘更有效果。

❀蔬菜能增加排便量並製造柔軟的糞便

有些家庭主婦，總覺得肚子不舒服，好像要便秘時，就在午飯時吃些蕃薯、煮豆或蔬菜等，以改善排便。

藉著食物也能使糞便柔軟。因為蔬菜的纖維不會被消化，血被送入大腸，便量就多，刺激了腸壁，一面提高大腸蠕動，一面吸收食物水分，糞便就會軟化。

吃肉時最好搭配著蔬菜食用，因為肉被消化後幾乎沒有殘渣，容易引起便秘。

❀水果與海草含有自動調節大便硬度的成分

攝取過多的蔬菜，排便量會增加。這時腹部極弱的人會因腹部膨脹或下痢，而帶給痔疾者排便時的負擔。國人因以米為主食，所以較外國人的排便量為多。

因此，與其多吃蔬菜，不如吃些蘋果等含果膠的水果與洋菜等的海草纖維來得有效。

因為果膠在大腸內會與糞便相混合，而自動調節腸內的水分，使糞便保持柔軟的成分，製造柔軟的糞便，就方便多了。

❀脂肪有促進大腸的蠕動使排便容易的功能

自古留傳下來食物的搭配吃法中就有「西瓜、甜不辣」的吃法。西瓜是冰涼後吃、水分特多的食物，而甜不辣的油（脂肪）一旦消化會產生脂肪酸，刺激腸壁。因此，同時食用會過度刺激腸壁而形成下痢。

脂肪有刺激腸壁使之蠕動活潑的作用。同時，可使糞便油膩，有使排便順暢像潤滑油般的作用。

攝取適當的脂肪刺激腸壁，有治療便秘的效果。但若攝取過多，反而會引起肥胖或動脈硬化。故中年以上的人。要注意避免動物性脂肪，改而攝取植物性脂肪，如美乃滋、牛奶等。

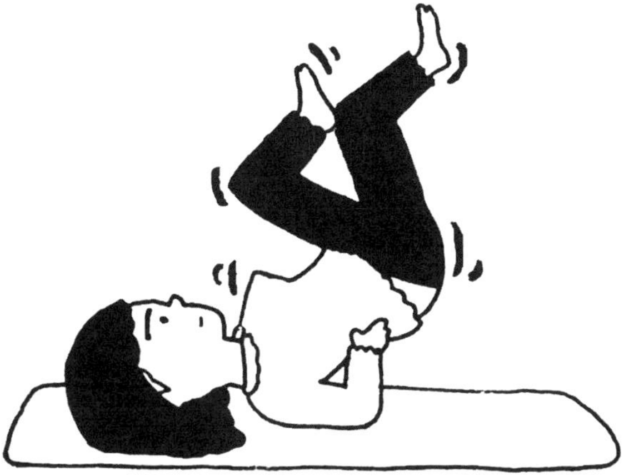

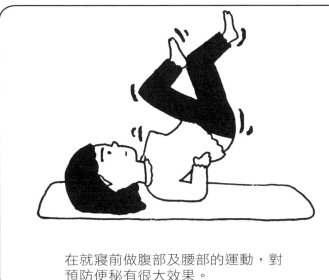

在就寢前做腹部及腰部的運動，對預防便秘有很大效果。

❀就寢前按摩腹部能使翌晨儘速排便

在就寢前或早上尚在棉被中，或入浴時，按摩腹部，亦能刺激大腸，使之蠕動活化，對預防便秘有很大的效果。

按摩的方法很簡單，以肚臍為中心，像畫「9」字形，兩手捏著肚子輕輕地揉。從腹部右下方的盲腸附近，沿著大腸，依次序予以刺激。

按摩的同時要做腹式呼吸，這是很重要的。

另外，仰臥著，將腳抬起，做踏

自行車式的運動，以及將腳貼近頭上的運動，也同樣會刺激腹部，幫助排便。

❀擁有熱愛的嗜好也有助於化解便秘

你有沒有什麼特別的嗜好？

或許有人覺得奇怪，談治療便秘，居然會談到個人的嗜好。學習技藝、運動、繪畫、作詩、卡拉OK等嗜好，會給生活帶來意外的滋潤。

精神上的緊張是形成便秘的原因之一，生活在複雜的現代社會，要尋找未感染緊張的人，相當困難。

因此，藉著享受嗜好，使焦慮的心情消除，也是很好的化解便秘的方法之一。

❀安定情緒、消除緊張可治療痙攣性便秘

治療痙攣性便秘，最重要在於穩定患者情緒，消除緊張。此外，必須要過有節奏、有規律的生活，聆聽優美的音樂能消除心中的緊張。

痙攣性便秘是因大腸的功能異常高昂所致，與弛緩性便秘相反，必須攝取不刺

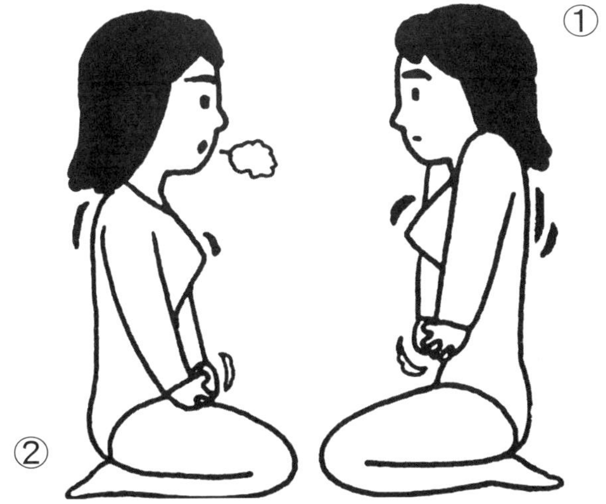

自強術的第一動作是雙手捧著下腹部，肩部上下擺動，鼻子深吸氣，再從口中吐氣。

激腸子的食物；然若在未確立原因，即自行治療，往往會攝取多纖維食物或脂肪及水果過多，反會使痙攣性便秘惡化；或只吃對大腸刺激小的食品，而使弛緩性便秘更加嚴重。

為了避免此結果，必須知道便秘的原因。

❀瑜伽或自強術對便秘有很大的效果

日常生活中，做些輕鬆運動，是防止便秘的有效方法。

不只是弛緩性便秘，尤其是出外旅行即便秘的人，及因神經焦慮或緊張所引起的痙攣性便秘，患者做做輕鬆的運動比較好。

瑜伽術、自強術、丹田呼吸法、健康禪等運動及健康法，對治療痙攣性便秘很有效果。並不僅做一種，而是要在嘗試各項運動之後，選擇一項最適合自己的，一定可以輕鬆地過一天。

❁要注意下痢也是引起痔瘡的原因

下痢，是臨床上較為常見的消化系統的症狀。是排出含多量水分的液狀糞便，與便秘同樣會給予臀部有不良影響。

下痢時，會少量糞便從S狀結腸流到直腸，排便次數就變多。因其中所含的不消化物會刺激直腸壁，引起排便感。

同時，因為便意的頻仍，且肛門括約肌產生的緊張不斷地提升，排便後也不易弛緩，因此臀部的血液循環不良。且直腸內壁也因糞便中的刺激物而充血。加上在廁所蹲了好幾次，淤血情形嚴重，甚至肛門上皮也發生潰瘍。

❀下痢即大腸不吸收水分使糞便以液狀排出

下痢的特徵是糞便稀鬆呈流質，有時還附帶嚴重的嘔吐，有些人還出現發燒。是由於某些因素，大腸內物質的通過迅速，水分的吸收減少，或相反地從腸壁分泌出水分所引起的。因而引起脫水症狀，整個人變得無精打采。

引起下痢的原因，亦與便秘類同，可分為器質性與機能性兩種。

器質性患者有發熱、便中帶血或黏液等症狀。

在此情況下，要儘快接受胃腸科的專門醫生診療。

但是，大部分是因消化不良所引起的機能性下痢。如果發現下痢時若大便中摻有血與黏液，要趕快接受醫生的診斷。

❀消化不良性的下痢也有各種原因

在下痢當中，最常見的就是消化不良性下痢。食物未能被胃或小腸充分消化的殘渣，送進大腸後，停留在大腸內的細菌，就會使蛋白質腐敗，醣類發酵，強烈的刺激黏膜而下痢。這樣一來，大腸的蠕動異常高昂，導致黏膜炎症，水分即會從大腸分泌出來了。

有過敏性下痢的人，吃了蛋或草莓等特定食物時，即會下痢。

造成消化性不良下痢的原因如下：

①暴飲暴食無法完全消化。

②沒有充分地咀嚼，吃不易消化的食物。

③攝取過多脂肪，未能充分消化吸收。

④食物過敏。

⑤精神緊張。

❀神經衰弱也會導致下痢

精神上的緊張也會引起下痢。考試前一定會下痢，考完了就完全復原的考生，就是最好的例子。還有一種是痙攣性便秘，在腸壁異常緊張時，便秘與下痢會交互發生。

勿暴飲暴食，因為會加重消化系統的運動功能紊亂；勿攝取乳製品，這類食品易導致過敏。也要限制脂肪、小麥及含麩質食物的用量。

因精神緊張而引起的下痢，稱為過敏性大腸炎，亦可稱是大腸的一種神經衰弱症。這些器官的神經衰弱時，一有擔心的事，心臟就怦怦跳，立刻想上廁所，引起食道、腹部、膀胱等的神經緊張症。

所以，首先要診斷是否有器質性疾病，而後再接受適當的診治即可痊癒。

❁下痢時可由糞便顏色決定其種類

若係普通下痢，只要改吃易消化的食物，安安靜靜的休息一天，不必吃藥也可自然痊癒。

發酵性下痢，糞便呈淡黃色，也沒有味道；而腐敗性下痢則呈褐色，有強烈的腐敗臭味。看過糞便之後，若為發酵性下痢，應少吃糖類（碳水化合物）；若係腐敗性下痢，則少吃蛋白質食物。

且儘量避免吃具下痢作用的水果、果汁及牛奶等。又因大腸吸收的水分減少，

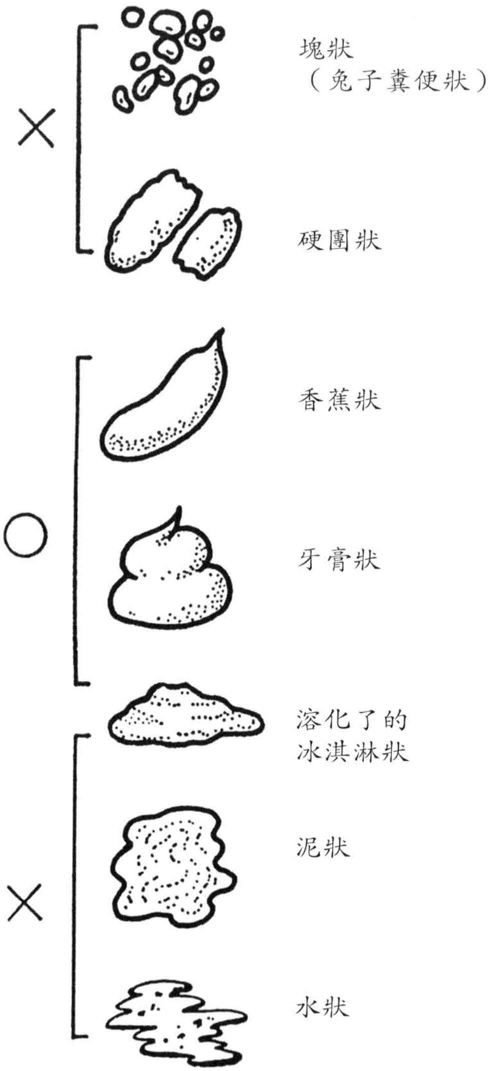

糞便硬度分辨

故不可忘記喝大量的水分，例如角豆樹茶、紅蘿蔔汁及綠色飲料等，以補充水分。

第四章

因不痛拖延惡化為痔核

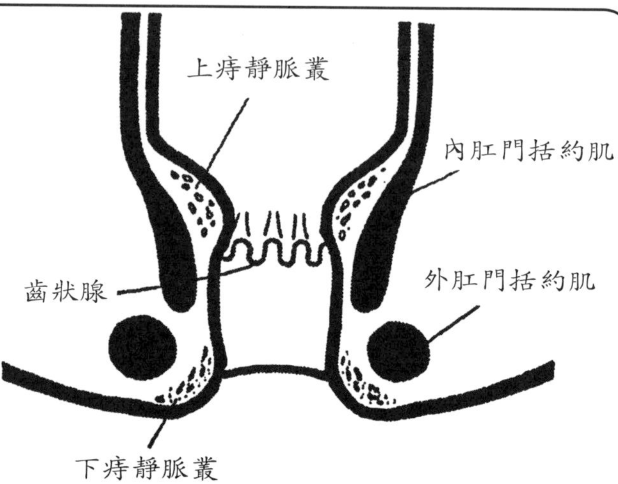

痔核是發生在肛門附近微細血管密集的靜脈叢部位。

❀痔核可分為外痔核與內痔核

痔核，是在肛門長瘤狀的東西，排便後有血滴在便器上的症狀，隨著病情進展，瘤狀物會從臀部肛門孔中脫出，稱為瘤痔。

痔核，是從直腸、肛門部分的細小血管、下痔靜脈叢、上痔靜脈叢等的血液循環不良發生淤血時開始。

在齒狀腺下方的下痔靜脈叢所產生的痔核稱為外痔核；在上方的上痔靜脈叢所產生的痔核稱為內痔核（或簡稱痔核）。因其症狀的不同，故加

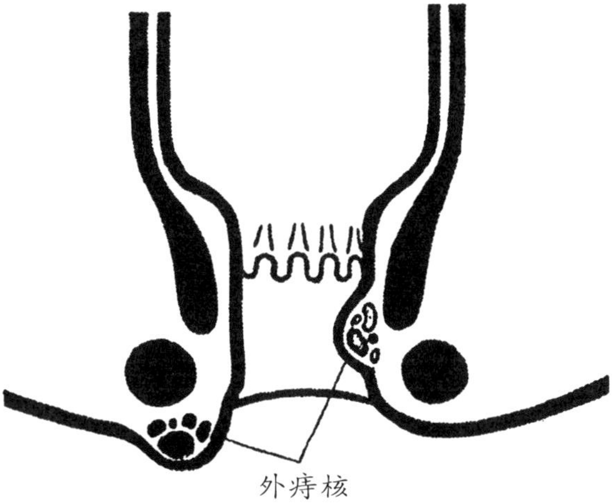

外痔核如手指般大小時，若大便柔軟，可用消炎劑或軟膏治好。

以區分。

半數以上的痔瘡患者，都為痔核苦惱。

❀肛門出口的外痔核與內痔核不同，有疼痛感

圍著齒狀腺下方的肛門上皮的外痔靜脈叢，引起淤血，而形成肉瘤狀的稱外痔核。普通約小指頭大小，也有小到像火柴棒頭，大到像拇指的二、三倍的。並且幾乎所有的外痔核都長在肛門的邊緣處，但也有生在肛門內側，從外面看不見的地方。

外痔核，因生在神經聚集的肛門

上皮部，故與內痔核不同，有疼痛感。但過了一星期後，就不會感到疼痛了。

但是，幾乎沒有因外痔核柔軟而不痛的。

❀突然劇烈疼痛的血栓性外痔核是因為臀部內長了血瘤

在肛門口長了類似瘤的東西，有時會因不痛而不管它，卻又突然激痛起來。

這是因為外痔核嚴重淤血，靜脈內的血液凝固，長出與手腳上長的血栓一樣的東西。它會腫起呈青紫色的硬塊，甚至會因疼痛，肛門括約肌引起痙攣，而使人坐立難安、行動不便。

以入浴或軟膏的保存療法，只要三、四天，疼痛即會消失。如果能擦掉裏面那拇指般大的血瘤，可早日得到舒服。若也患有內痔核的人，則應同時進行內痔核治療。

血栓性外痔核的特徵，是發生正在打高爾夫球或開車時，毫無徵兆下突然的出現。起因包括酒精、些微便秘、疲勞等。

❀血栓性外痔核治癒後皮膚若鬆弛可簡易地切除

較大的血栓性外痔核治癒後，有皮膚鬆弛現象，肛門上皮的鬆弛會變成深深的皺紋。

這點倒不必太在意，但每當用紙擦拭時，大便會被壓至皺紋的入溝內，有時會引起炎症發癢。

又臀部因擦拭大便長期的刺激，皮膚愈來愈鬆弛，則可找直腸外科專門醫生，利用門診做簡單的切除。

❀上痔靜脈叢被壓到血管界限上時會產生內痔核

人們的臀部平常就易引起淤血狀態，尤其在排便時，一用力，淤血就更嚴重。

便秘患者，因排硬便，長時間用力，血液會不斷地從動脈流進，阻礙靜脈血液的流出，上痔靜脈叢的薄血管管壁，被腹部與硬糞所擠，超過彈力界限而擴展，終致無法恢復原狀。

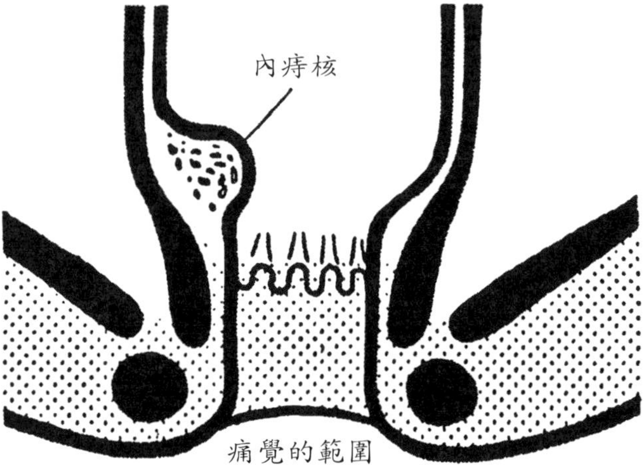

內痔核因長在無痛覺的齒狀腺上，故不會感覺疼痛。

這就是內痔核的開始。接著淤血擴張的靜脈上，會產生念珠狀的靜脈瘤。血液在那裏凝固因而產生血栓，瘤就愈來愈大，全部硬化（纖維化）而產生內痔核。

❀內痔核與上痔靜脈叢的動脈支數相應而產生

內痔核依症狀而異，通常都長三個瘤。

患部大體上是固定的，如直腸末端的右前方、右後方及左橫部分。

把血液送入直腸的上痔動脈末端，通常由這三個位置，進行血液的

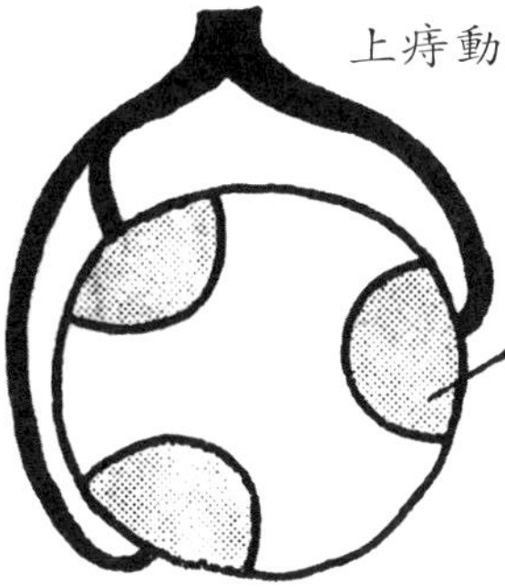

在上痔動脈血液的流入處，容易產生內痔核。

補給，所以，這是血液特別容易淤留的部分。

然而這種上痔動脈的分歧亦如犬臼齒根部的分歧方式，因人而異，有三條以上的血管進入的情形。因此，也就有人產生五個內痔核。

❀第一度的內痔核可依出血情形判斷出來

內痔核依症狀的程度，可分為三個階段。即第一度到第三度。

最初發現的症狀是出血。通常在排便終了時會滴下鮮血；當然也有在排便中出血的。有時血會噴出而染紅便器，這就是

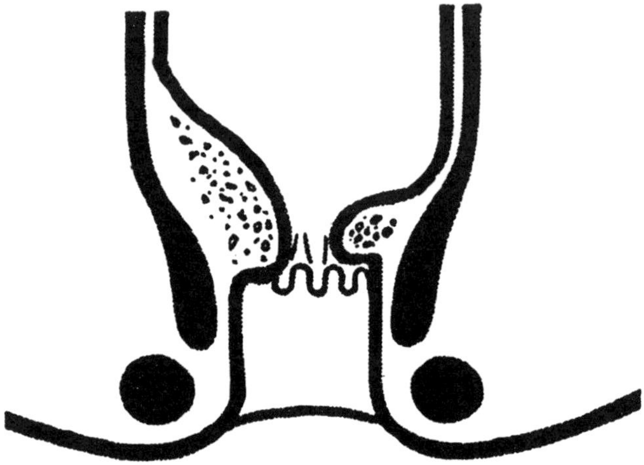

內痔核的表面破裂後即噴出血液的血痔，多為初期的內痔核。

俗稱的血痔。病人遇此情況，也會驚慌地到醫院求診。

這種出血，是因硬糞摩擦內痔核表面所致。因沒有疼痛感，所以多數人置之不管。治療這個階段（一七四頁），可將內痔核完全根治。

❀第二度內瘤會從肛門內蹦出

不久，進入第二個階段，內痔核更加腫大，排便後會從肛門露出。

排便後，用紙擦屁股時，會覺得好像有什麼東西突出來似的，這個突出物會越來越大。但還不覺得痛，且

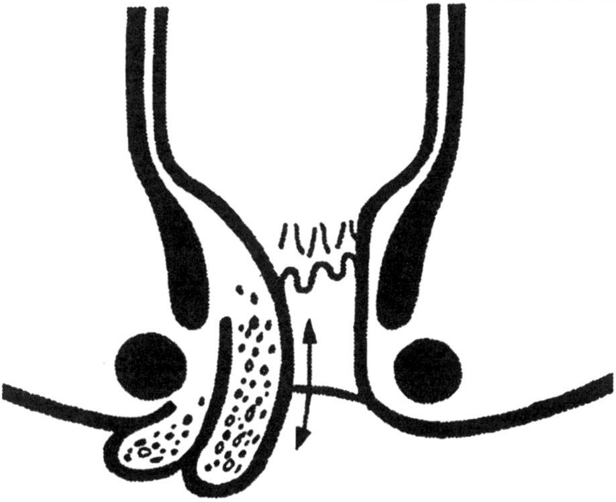

因被內痔核阻塞，大便變扁圓型，且每排便，內痔核就會脫出。

排便後，痔核會自然回到肛門內。

然而過了一段時間後，不用手指壓就不會回到肛門內。

而且不只是排便時，提重物時，腹部受到壓力也會蹦出來。隨著症狀的演變，內痔核會容易脫出。

❀第三度走路咳嗽時內痔核也會蹦出

到了第三個階段，無論壓回多少次，只要稍微走動、咳嗽、蹲下，都會立刻從肛門蹦出，內痔核便處於經常脫出的狀態。

這是內痔核十年以上，置之不管

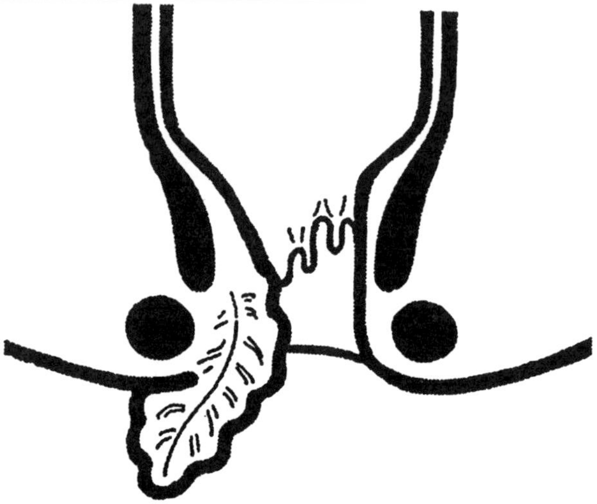

舊的內痔核，表面皮膚變硬但不會出血。

而惡化的結果。

這樣一來，內痔核表面完全皮膚化，被白色、厚厚的上皮所覆蓋。

內痔核雖然不會因內褲的摩擦而出血，但每次脫出，基部被拉，會引起出血或發炎。或者直腸內的黏液會沾在肛門周圍，使臀部發癢。

❀硬化注射療法對早期的內痔核有效果

硬化注射療法，是像瓦解土砂塊一樣將內痔核緊縮的治療法，對於內痔核的治療有很大的效果（請參閱一七四頁）。尤其是對於內痔核一露出尚能立刻回去的第二度初期特別有效。欲安定內痔核使之萎縮，應注意排便及飲食習慣，使其不再脫出。患者不需停止工作，只要勤於接受診療，即可逐漸痊癒。

在第二階段末期脫肛，或第三階段暫時性出血的症狀時，也可用此方法治療。

但是，無法完全治好症狀的人，及早下定決心接受手術（請參閱一七六頁）以解除臀部的煩惱是聰明的做法。

❁脫出回不去的痔核可塗橄欖油將其壓回

排便後，痔核從肛門蹦出而縮不回去時，立刻將其壓回去是很重要的。

反覆好幾次脫出又壓回之後，痔核表面會變厚。但在達此地步之前，其表面易受傷與出血，故不可輕率處理。

最好的辦法是排便後，立即進入浴室內在熱水中輕輕地把它壓回去，臀部也能因此清洗，保持乾淨。

同時，也可用手指將橄欖油及凡士林塗在患部上，墊著紗布，使其不滑落，再輕輕地將其插入，即可順利的壓進去。

內痔核也可靠著身體橫臥，使背骨彎曲，吐氣壓回。

❀內痔核逐漸變大時常被假排便感所惑

內痔核逐漸變大時，因排便時所受的腹壓，會碰到齒狀腺（請參閱一八二頁）的部分而垂了下來。

這時痔核會刺激到齒狀腺的部分，因此即使排便終了，也仍會感到還有糞便殘留在肛門內似的。

患惡疾者上廁所的時間都很長。總感覺最後一塊未排出，而老蹲在廁所內不出來。因此，而使得痔疾更惡化。為了不被假排便感所惑，患有內痔疾者，應將排便時間縮短至五分鐘內較好。

在患有便秘的嬰孩肛門孔，插入紙捲可以製造假的排便感。

❀脫肛指內痔核蹦出吊著，肛門翻裏作面的狀態

內痔核生出多個，一再從肛門脫出時，受到痔核反覆脫出返回動作的牽連，周

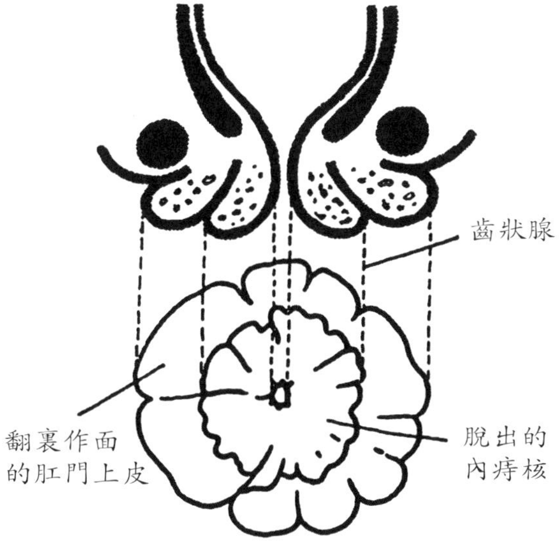

內痔核脫出五年～十年後，肛門即呈「玫瑰花」開花狀。

圍的正常部分也會被一齊拉出，致使整個肛門都反過來，這個狀態一般叫做脫肛。用好一點的字眼來形容，就是肛門孔已呈「玫瑰花狀」。

脫肛絕不會痛。內痔核一老化，會長厚皮但不會出血。然而脫出時易併發成裂肛，直腸黏膜的分泌物，會使肛門周圍發癢。

因此，一有脫肛現象，就必須下決心接受手術，以保持臀部的暢適較好。

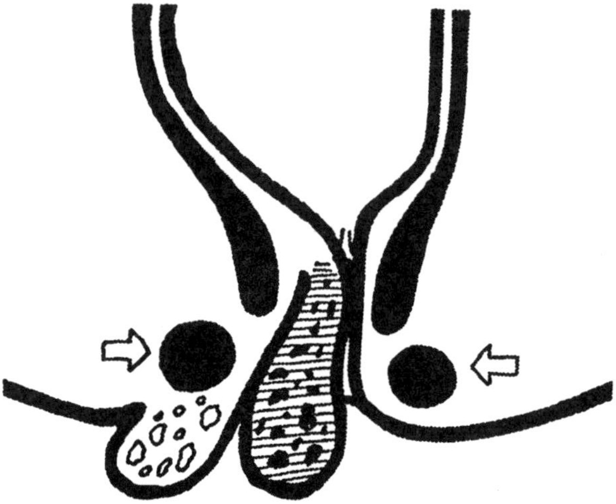

當脫出的內痔核被括約肌緊緊地挾住時，就成為嵌頓痔核。

❀蹦出的內痔核若不立即壓回會演變為嵌頓痔核

內痔核從肛門孔蹦出或脫肛時，若不立即將其壓回，不久，肛門括約肌會連同脫出的內痔核一起緊縮其根部。這時，動脈血會流入。

在靜脈血不會流出的狀態下，在脫出的痔核上長滿血栓，再加上炎症，就會腫得很大，這種現象稱為嵌頓痔核。

且因肛門的皮膚部分，會併發血栓性外痔核（請參閱九四頁），而產生難以忍受的疼痛。用手也壓不回去，只有加重傷勢而已，需儘速將病人送到醫院。

❁用軟膏無法治療老化的內痔核

你的身體上一定有幾處傷痕。小時候惡作劇受傷的傷痕、盲腸手術的刀痕、牛痘預防接種的疤痕等所留下的傷痕。這種傷痕叫做「瘢痕」。為了癒合傷口，部分細胞會非常細膩的連接起來（這種現象叫做纖維化）。

內痔核在開始脫出時，有一部分會瘢痕化。

你可曾聽過「可消除盲腸術後瘢痕的秘藥軟膏」？已有瘢痕的內痔核，塗上軟膏也沒有用。除了動手術將其切除外，別無他法。

❁對內痔核的少量出血置之不理會引起貧血

似乎有很多人對於內痔核的出血，每天一點一滴甚至有噴出來的現象，因為不痛而置之不理。

內痔核出血，通常只要過一個星期，傷口自然會癒合。但若好幾個痔核因與糞便互相摩擦而出血，則需經過相當長的時期。如此一來「由小積大……」，有時會形成慢性貧血，而引起目眩、氣喘、心悸等症狀。

此時，患者常會從別的方面探究原因。最好讓他明白，長期排便時的少量出血，也會在不知不覺中引起貧血。

❁長久持續相同的姿勢會使臀部淤血嚴重

患有便秘的人，排便時就需要用力，這樣會使臀部淤血更嚴重。而日常生活當中，隨時都會出現助長臀部淤血的動作。

如長時間同一姿勢不活動，也是原因之一。然而，卻有很多人的職業是不得不保持同一的姿勢。

站著工作的人，例如學校老師，坐著工作的如司機，勞動大的人如農夫等，其中有很多是患有痔疾的，其原因就在此。

而且，需瞬間承受腹壓的運動選手，也容易引起痔疾。

❀痔核患者有很多是積勞成疾的

一到歲暮，引起「脫肛」「臀部腫得無法將痔核壓回去」（嵌頓痔核）等的患者大多會到醫院求診。

大概是因為在這期間，工作特別忙碌的關係。由於吃尾牙、通宵麻將等至深夜還在忙的人增加，這些人往往會過度疲勞，睡眠不足。特別是飲酒、打麻將等久坐不動，更會加重臀部的淤血狀態。

累積的疲勞，會使支持臀部的細緻纖維的緊張鬆弛，內痔核就容易脫出。此外，飲酒所累積的疲勞也會帶給痔疾惡劣的影響。

❀巨大痔核的患者，具有把痔核壓入肛門的技巧

被困惱了三、四十年的痔疾患者，都擁有拳頭般大的痔核，這種痔核，縱使是直腸科的醫生，也無法在他診斷時將脫出的痔核壓回原處。然而患者卻能自行入廁，在調整呼吸當中，很不在乎地把它壓回去。

痔核脫出的患者，似乎各自都具有將痔核壓回去的技巧。但是要他們不做這種動作，去接受開刀治療，他們一定大為吃驚。

患痔核者的大便以易排出含多油脂者較理想

經常有痔疾惡化的人如此說：「在國外旅行時情況還好，但一回國就惡化」。所以常被問及原因：「這是為什麼呢？」醫生回答說：「氣候也有關係，飲食的影響也很大。」

我國以米為主食，排便量多但不油膩。歐美以肉食主食，菜餚多較油膩，排便量少且較柔軟，有助於輕易排便。從這點可知，痔疾患者欲使糞便柔軟，大量攝取沙拉油或奶油等脂肪類食物，就會產生柔軟油膩的大便，使排便情況好轉。

洗澡時按摩痔瘤有時會有反效果

痔核常被比喻做寒冷時手足末端血管淤血的凍瘡，而認為洗澡時按摩就會好。

經常有盲信此說法，肛門一痛就按摩而變成反效果的例子。從肛門蹦出的瘤狀物，不一定是痔核，有時是腫疱或裂肛。也有可能是長肛門周圍膿瘍。

大多數患肛門周圍膿瘍（請參閱一二七頁）的人，因宜冷卻的化膿性腫瘤，洗澡時受到熱度的刺激，而使之惡化的例子非常多。

入浴會使全身血液循環順暢而消除肛門的淤血，因此不必再按摩。

❀無痛的肛門出血不一定是內痔核引起

肛門出血的疾病，除內痔核外，還有腫疱、癌症、潰瘍性大腸炎等。這些疾病的出血常呈黑色，或是雜以膿與血。故要與內痔核所流出的鮮血區分，並不困難。

然而產生在直腸的腫疱或癌症，就會有類似內痔核的出血情況。

在內痔核出血的症狀中，有時亦會潛伏癌的症狀。事實上醫生常碰到，很早就患有內痔核且偶爾出血，最近又有出血現象，在進行徹底治療的中年人的直腸發現腫瘤，而且一部分早已惡化並轉移成癌症的實例。

痔核的治療 ◎非常有效 ○有效	坐浴・淋浴	溫濕布	入浴	軟膏（凡士林）	坐藥	縮緊肛門的運動	內服藥（鎮痛・消火）	硬化注射療法	血紮切除術	摘出血栓
血栓性外痔核	○	◎	◎	○	○		◎			◎
內痔核(第1度)	○	○	◎	○	○	◎	○	◎		
內痔核(第2度)	○	○	◎	○	○	◎		◎	◎	
內痔核(第3度)	○		◎	○					◎	

第五章

針刺般痛得落淚的裂肛

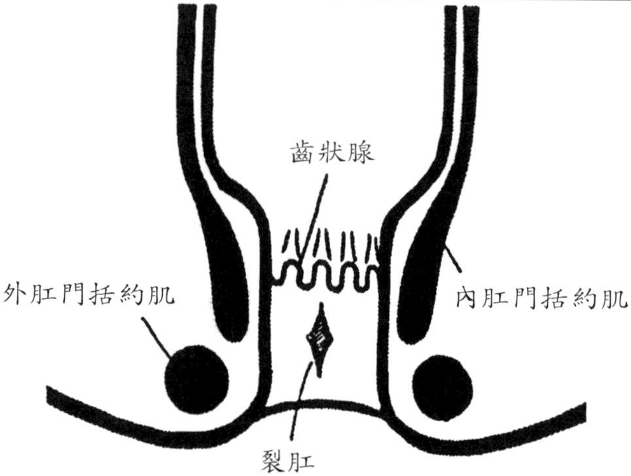

裂肛是肛門孔內所產生的凍瘡，可說是痔痛的代表

❀裂肛是硬便擠開肛門出口所造成

裂肛俗稱「裂痔」，肛門裂創是肛門上皮部分所發生的裂傷。在此以裂肛來代表。

引起裂肛的主要原因，是由於便秘或下痢，在排便時通過肛門所造成的裂傷。

造成裂傷的部位，是敏感的知覺神經密集之處，因而再小的傷口，亦會有針刺般的疼痛。

儘管激痛，但只是肛門上皮接近出口的邊緣部分，稍微裂開而已，出血量並不多，通常僅稍可滲透紙的程度而已。

❀初期裂肛調節排便保持臀部清潔即可治好

裂肛在初期，只要注意下列幾點，即可輕易治好。

首先要調節使糞便呈牙膏狀的柔軟物，排便後並要將臀部洗清潔。

買藥塗塗雖會暫時好一下，但若排便不規則，臀部不清潔，同一個部位會裂開很多次，症狀惡化乃裂肛的特徵。

但是，用成藥調整通便，是相當困難的。因此，稍有裂肛症狀，不可猶豫，應立刻找專門醫生診斷。

初期的裂肛，坐浴或入浴，以保持患部的清潔是最重要的。

❀裂肛容易發生在肛門前方

前已述及，便秘或下痢會產生裂肛，產生部位也有一定。

裂肛患者之中，約有百分之六十發生在肛門後方，百分之三十在前方，剩下的百分之十在左右。尤其肛門前方的裂肛以女性佔多數。

此係因肛門孔被前方的恥骨和後方的尾骨所緊緊固定，而且能左右伸縮，前後則伸縮性小，故硬便通過時就易受傷。

而且糞便從直腸被壓出的角度，較易碰到肛門後方，亦可說是裂肛的主要原因。

❀裂肛的激痛是肛門括約肌引起痙攣

有些人上廁所後，肛門會痛得無法動彈。

這是裂肛傷口的疼痛，影響到肛門內括約肌，引起反射性痙攣所致。

有人形容像被火燒子燙到一般。這種絞痛，有的數分鐘即結束，有的也可延續數小時。但初期裂肛這種情況很少發現。很多人一旦裂肛惡化，而變成帶有慢性炎症的潰瘍，就會有痙攣的經驗。此時只要稍微洗一下溫水澡，疼痛即漸消失。

將浸過熱水的毛巾置入塑膠袋，做為溫濕布也有效果。

❀對裂肛激痛者而言洗澡為其救星

「這種疼痛是無裂肛者所無法體會的。醫生，你沒有這種經驗，所以……。」

對於裂肛激痛者，洗澡可說是其救星。洗澡可除去排便後的劇烈疼痛，是具有神秘效果的特效藥。

浸在溫水中，會使肛門內括約肌的痙攣逐漸鎮定下來。故有人整天都浸在熱水裏。

有一位患者，於手術後裂肛完全治好時，微笑地問醫生說：「你知道哪裏有供奉浴神的廟宇嗎？以前一直受浴神的照顧，我想現在應該去謝謝他……。」於是大家都笑了。

❀裂肛在不知不覺中會陷入惡性循環

裂肛患者，為避免排便時的痛苦，會不知不覺地抑制排便。

本來，有裂肛的人，就會有便秘，所以自然就壓抑排便。

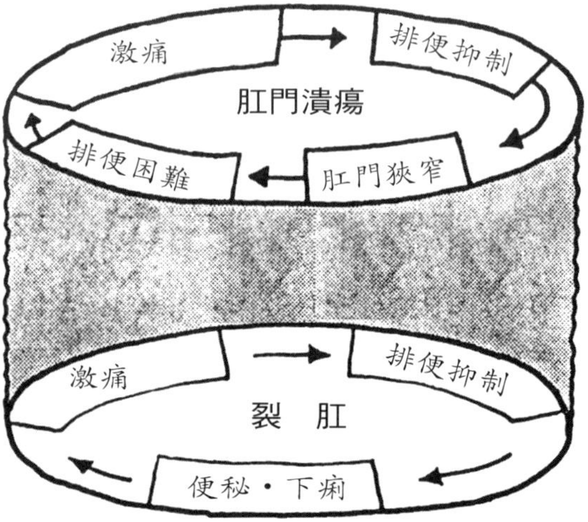

便秘是裂肛的大敵。若使用強烈的瀉藥而造成下痢，會使傷口更形惡化。

這麼一來，糞便會更粗更硬，排便時就更易刺激傷口。

然而有人自認為「唉呀！便秘了」，就立刻使用通便劑。糞便因之變軟或呈水狀，因為量少，一天要排好幾次，傷口不斷受到糞便污染，更加疼痛而且會演變為炎症。下痢和便秘交互出現，於是形成惡性循環。

❀有人因裂肛激痛而導致廁所恐懼症

嚴重的裂肛（肛門潰瘍）患者當中，有些人在早上上完廁所後，過了中午即痛得無法動彈。有人說：「看

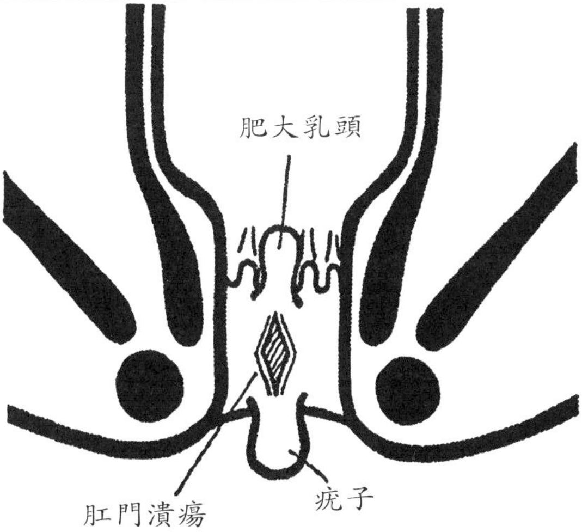

排便後下腹部劇痛，長在肛門外的疣子及肛門肥大乳頭是肛門潰瘍的三大特徵。

見廁所就冒冷汗」。甚至有人排出便而吃不下飯，搖搖晃晃的到醫院接受診察。醫生告訴他：「糞便中含有相當多消化器官內新陳代謝的殘渣，故即使不吃飯也會排便。」

若對這種人施以局部麻醉，向他說明便無痛感後，讓他上廁所，往往能排出極大量的糞便。這種情形立刻動手術較好。否則做使其肛門充分張開的用手擴張術，便可輕易排便。

❀裂肛慢性化會形成肛門潰瘍

對裂肛的現象，兩三年置之不

理，即成慢性裂肛，傷口部分潰瘍，兩側邊緣高起，內部深陷，這麼一來，糞便殘渣易留在傷口處，炎症會愈形嚴重。接著在下端部分則會長出「疣子」，如紅豆般大的隆起物。

炎症若波及到內部，肛門乳頭會腫起，形成肥大乳頭。這種狀態是肛門潰瘍的典型症狀。而炎症一旦化膿，則會引起痔瘻。故最好在此狀態前，完全治好裂肛。

❀裂肛嚴重時肛門口會像紮皮帶似的變得硬而小

這是使用數年「瀉劑」的女性患者常見的現象。肛門周圍有很多放射性淺的裂痔，稱為多發性裂肛。

患者感覺好像在肛門紮起硬硬的皮帶或環似的，糞便細、肛門口窄小。開始時是臀部有痛感，漸漸則轉移成為肛門潰瘍時，就會感到特有的疼痛。

這樣反覆再發，肛門口——肛門上皮部分變成硬硬的輪狀，連小指也插不進去（肛門狹窄）。到了這個地步，便需要手術才能根治。

裂肛是為便秘苦惱的女性常見的現象

裂肛是由便秘的硬糞引起。由於這個緣故患者中以女性（尤其是年輕的女性）居多，也是此病的特徵。在這些女性患者中，常有氣度小，或肛門天生狹小而較易裂肛的類型的人。

年輕女性只注意身材而節食時，容易造成便秘與裂肛。

然而近年來男女患者都有。不只女性患者多，男性也多了起來，但害羞的年輕女性患者較男性患者為多，正可證明裂肛是多麼痛苦的痔疾。

有內痔核的干擾裂肛就不易治好

「經常塗抹成藥卻治不好……」。求診病患經常未發覺內痔核塞住了裂肛傷口的情形。

在這種情形下，若不一起治療內痔核，裂肛也好不起來。手術也是如此，若與裂肛相鄰所長出的小小內痔核認為「沒什麼大不了」而不管，則裂肛仍舊不易治好。認為內痔核不痛就先治裂肛的想法是錯誤的。治療痔疾時注重排便的習慣、臀部環境等，才是治療痔疾最重要的。

不顧慮臀部整體的清潔問題，不論如何都將無法使痔瘡痊癒。

❁內痔核脫出也會再度引起裂肛

若患有內痔核、直腸病、肛門疣等，排便時常會脫出或易位。因為它的移動，肛門上皮像被撕扭般緊緊繃著，容易受傷而成裂肛，稱為隨伴性裂肛（肛門潰瘍）。

患者常會因這種劇烈的疼痛，而欲求根本治療。

且患有肛門周圍發癢的肛門搔癢症、濕疹者，因為發炎肛門周圍會引起乾燥、缺乏彈性，故稍加摩擦，肛門皮膚就會裂開而形成裂肛。根治由其他肛門疾病造成的裂肛，是很重要的。

裂肛的治療 ◎非常有效 ○有效	坐浴・淋浴	溫濕布	入浴	軟膏（凡士林）	坐藥	用手擴張術	括約肌切開術	根治手術
肛門裂創	○	◎	◎	○	○	◎	◎	○
肛門潰瘍	○	○	○	○	○	○	○	◎

第六章

化膿像隧道般擴充的是痔瘻

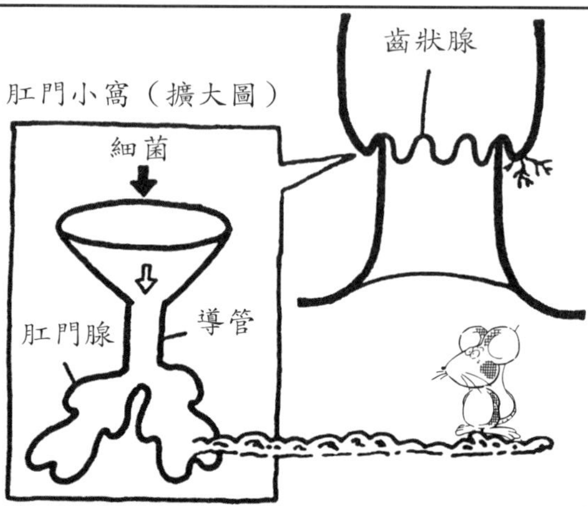

痔瘻是化膿性的炎症，會如鼴鼠打地洞般的擴張下去。

❀俗稱穴痔的痔瘻會在臀部周圍造成隧道般的膿洞

痔瘻是指糞便中的大腸菌從直腸與肛門分界之齒狀腺上的肛門小窩進入，引起裏面的肛門腺發炎，擴大化膿而形成的肛門疾病。

化膿並不只限於肛門腺而已，會進一步於埋在肛門周圍肌肉中柔軟的脂肪組織部分，像老鼠打洞般一直擴充下去，製造出一條化膿隧道。

痔瘻發生前，膿淤留在臀部周圍的狀態，叫做肛門周圍膿瘍（直腸周圍膿瘍）。淤膿已排出後僅殘留下空道的狀態叫瘻管。

❀痔瘻應在症狀輕時就立刻下決心動手術

罹患痔瘻，一半以上的人可說是命運。

痔瘻是細菌侵入臀部內側肛門小窩所致。若要防止細菌進入這個部分，可以說完全不可能。

痔疾患者對自己的病，常有對自己的疾病感到不必要的害羞傾向，這是沒有用的。尤其痔瘻若不動手術，將無法根治。應速找直腸外科的專門醫生，從原發巢的肛門小窩到瘻管，通通將之切除。初期瘻管尚無分枝，可輕易地完成手術。

❀經常下痢的人易引起痔瘻

前面述過，排硬便的人易引起痔核或裂肛。痔瘻則相反地，常發生在動不動就下痢的人身上。

肛門小窩是分泌使排便順暢的黏液之漏斗狀器官。通常糞便是經此排出，但柔軟的糞便，特別是含水量多的下痢狀糞便，其殘渣有時會侵入肛門小窩。

下痢狀的糞便一旦滯留在肛門小管，細菌就靠毛細管現象侵入肛門腺導管，而引起化膿性炎症。尤其是在體力衰弱時的下痢，更具危險性。

❀罹患痔瘻者以男性居多

前面曾提到裂肛以女性居多，然而痔瘻的罹患率，則男性佔多數。十個痔瘻患者中，女性只佔一至二人。新生兒中，男嬰亦多有痔瘻，女嬰可說幾乎無此病。

目前，尚不知女性為何少患痔瘻的原因。但有人認為或許是男性肛門小窩較女性大且深，直腸內的壓力變大，容易將細菌壓入肛門小窩的緣故。

❀「痔瘻是結核性疾病無法醫治」純為迷信

「痔瘻是結核性疾病，一染上就治不好的不治疾病。」各位大概曾耳聞這種傳言。

這是在六十多年前，沒有消滅結核菌的特效藥，結核病蔓延的時代所傳說的迷信。那時，胸部結核的患者多，且感染細菌，引發肛門小窩炎症，再轉成痔瘻者甚多。因此，醫生常將責任推給結核病。

以前人們相信結核是形成痔瘡的原因。為此，一聽到痔瘡就害怕「是否得了結核」？

現在，檢查痔瘻者的瘻管，發現有結核菌者大概一百人中沒有一人。並且結核菌在現在並不是足以恐懼的細菌，可以完全治得好。

❀肛門周圍膿瘍會引起激裂疼痛

痔瘻第一個階段的肛門周圍膿瘍，開始時，肛門內部會感覺微痛，這是細菌從肛門小窩進入肛門管，引起了炎症與化膿。疼痛會逐漸加強，不久連肛門外也一起痛起來。

而且與排便無關的肛門周圍，也會激痛，一咳嗽就會影響臀部。有時也會發燒到三十八度。隨著疼痛，肛門周圍會產生硬塊並腫起。

肛門周圍膿瘍會自然破裂而流膿，但若請醫生切開，就會感到非常舒服。有時

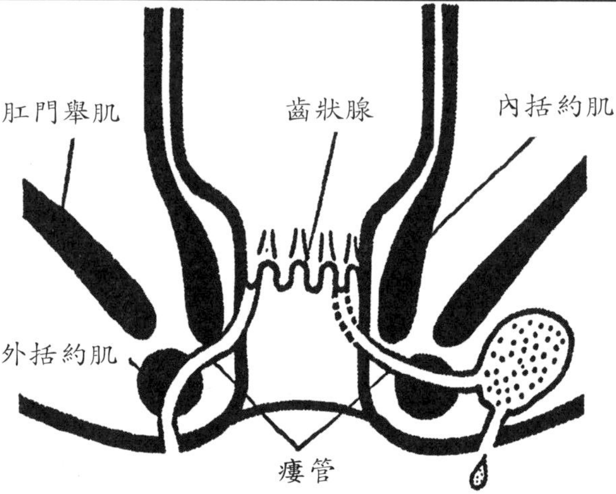

肛門周圍膿瘍是指化膿性炎症在齒狀腺下的痛覺部位，擴張蔓延。

膿會從原發巢的肛門小窩，直接排到直腸內。

❀肛門小窩的化膿性炎症在晚上不會痛

以肛門小窩為原發巢的化膿性炎症，有膿穴往下進展，肛門周圍部分淤膿，和往上進展在肛門舉肌近直腸部分淤膿等兩種情形。依膿淤留位置的不同區分，前者為肛門周圍膿瘍，後者為直腸周圍膿瘍。

肛門周圍膿瘍是在齒狀腺下的痛覺神經處進行病狀，故通常肛門都在痛得難以忍受時切開，使膿排出。但直腸周圍膿瘍，因在未化膿時完全無痛覺的部分進行，所以在病狀初期很不容易發覺。這種痔瘻的位置會往深部進展，而且在病狀嚴重處進行，而形成比肛門周圍膿瘍更嚴重的疾病。

痔瘻有四種類型：

Ⅰ型：這是無貫穿肛門括約肌的痔瘻。也是皮下與黏膜的類型。

Ⅱ型：掠過內肛門括約肌和外肛門括約肌之間，瘻管掠過齒狀腺下方的叫低位肌間痔瘻，而掠過齒狀腺上方的叫高位肌間痔瘻。其中以低位肌間痔瘻最多，約占全數的六～八成。

Ⅲ型：原本稱為「坐骨直腸窩痔瘻」，那是糞便細菌由肛門的背側一方侵入，其原發巢的形狀，形成的又大又複雜，而產生非常深的痔瘻。病患人數僅次於Ⅱ型，且男性居多。

Ⅳ型：原本稱為「骨盆直腸窩痔瘻」，它貫穿於肛門括約肌深處的肛門提肌，是比較罕見的一種。

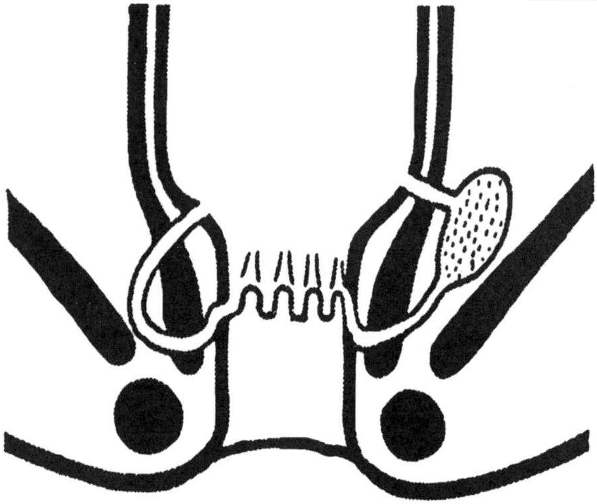

直腸周圍膿瘍是因發炎深入內部，而膿液淤血在直腸周圍所致。

❀痔瘻與腫膿不同擦軟膏也無效

肛門周圍生了一粒粒像腫膿般的東西，而一直無法治癒，就會形成血膿。且會周圍腫起感到疼痛，又其分泌物會使得肛門周圍發癢——此即痔瘻症狀。

臀部周圍長出的腫膿，雖與上述症狀類似，但也有下列的差異。

①腫膿在腫起的中央部分會長膿栓，而痔瘻則無。

②腫膿是從皮膚的汗腺或脂腺開始，但痔瘻是以肛門內的肛門小窩為

原發巢。

因此，對於痔瘻，和腫膿一樣，在痔瘻周圍擦上軟膏或塞入坐藥，均無法產生任何效果。

❀痔瘻與肛門（直腸）周圍的膿瘍就像徽章有表裏的關係

肛門周圍膿瘍（或直腸周圍膿瘍）淤膿擠出時，消除疼痛就會舒服。若是普通的膿瘍，出膿後十天左右即可治好。但若是肛門周圍膿瘍就沒這麼簡單了，因為膿袋雖萎縮變小，但以肛門小窩為原發巢的化膿細管——瘻管仍殘留著，就會形成痔瘻。

瘻管不久就會排出很濃的膿，漸漸地分泌物會變成水樣的東西。

肛門周圍膿瘍，不單是切開排了膿即可，必須連同其原發巢一起根治。

❀有感冒的症狀，臀部有一點熱度時就必須加以注意

近四十度的熱度、身體疲倦、感到寒冷……等，為直腸周圍膿瘍的主要症狀。

直腸周圍膿瘍情形較為棘手，因為膿瘍部位在臀部的深處，化膿時也不疼痛。嚴重後會發燒，患者常會以為是感冒而看內科。比較好的內科醫生就會把患者轉到肛門外科去看。

問診時，病人多只會說：「臀部好像有些熱」、「肛門裏面有些怪怪的」等。只要查查病人的臀部，即可知道化膿的部位。

然而直腸周圍膿瘍會淤留下很多膿，肛門周圍亦會腫痛，化膿性炎症向下方進行，而併發肛門周圍膿瘍，那時才知道原來是直腸周圍膿瘍。

❁積勞、體力衰弱時的下痢最危險

肛門周圍膿瘍或直腸周圍膿瘍與嵌頓痔核相同，多發生在年尾。

年尾，農曆年休假前，尾牙餐會、通霄麻將等活動，往往使生活不規則。尤其熬夜喝酒、累積疲勞，極容易使人下痢。

如此，平常能抵抗大腸菌等細菌的肛門部，體力消耗，抵抗力就就降低，而此時進入肛門小窩的細菌感染，會引起肛門腺化膿性炎症，剛開始時只有一個痔瘻，如果不理會第一個痔瘻，它便不斷的擴張，嚴重時會廣泛侵入肛門的周圍和直腸的周圍，並快速轉變為肛門周圍膿瘍或直腸周圍膿瘍，形成複雜的痔瘻。

❀馬蹄型痔瘻患者大多有肛門潰瘍現象

細菌侵入臀部後方有肛門潰瘍的地方，穿過括約肌群，有時會在尾骨附製造膿袋。膿沿著吊著直腸漏斗型的肌肉，呈U字型的擴充下去，即為馬蹄型痔瘻。這跟直腸周圍膿瘍一樣，根治的手術非常麻煩，因此需有高度技術才行。

痔瘻的手術不完全，再發作的情形有很多。尤其是使裂肛惡化，而導致此種痔瘻的情形，更是屢見不鮮。

❀痔瘻置之不理有轉成癌症的危險

當痔瘻轉成肛門周圍膿瘍後，膿的分泌減少，有時膿出口處的皮膚會癒合，則病人想接受根治痔瘻手術的意念會漸漸薄弱。

但是，優柔寡斷是絕對禁止的。把痔瘻擱置十或二十年不予理會的人，有時會

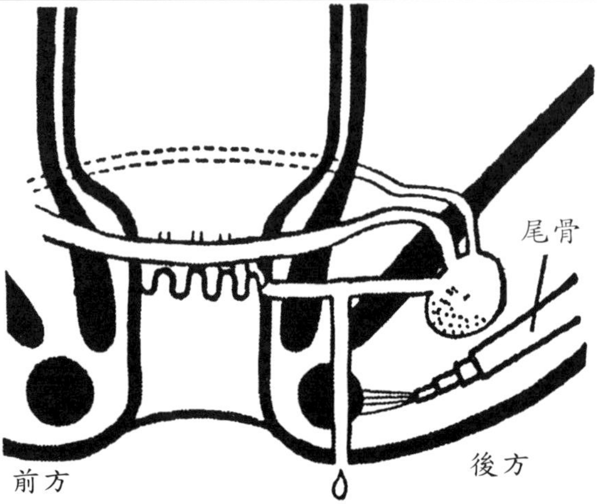

沿著支持直腸的尾骨直腸肌，往前方擴張肛門周圍的馬蹄型複雜痔斷面圖。

因膿的出口邊緣漸腫起，而到醫院求診。當醫生取片檢查他們輸出的瘻管組織時，沿著瘻管轉為癌的人，一年約有一個案例。

忍受痔瘻之痛幾十年也不動手術的人，或許是非常討厭手術，不然就是不在意肛門周圍難受的人。

最近，有關癌化的報告增多，為了預防致癌，請大家重視痔瘻，從現在起，最好立刻接受根治的手術方是上策。

A－B淺痔瘻
C－F深痔瘻

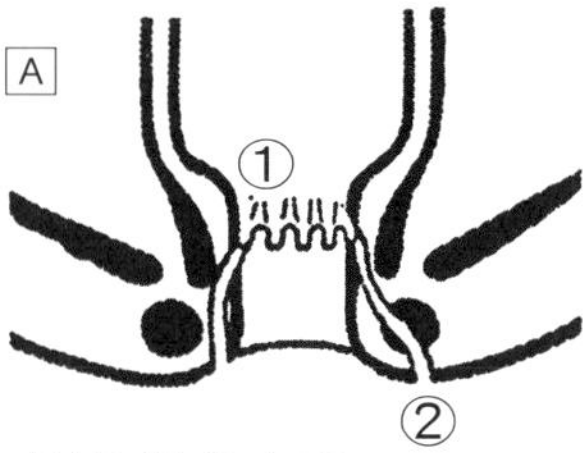

(1)只限於皮下。
(2)只限於外括約肌的淺部。

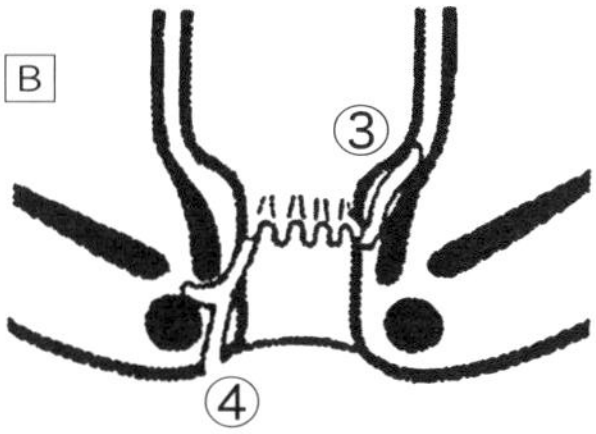

(3)只限於內、外括約肌的淺部。
(4)只限於直腸黏膜下方。

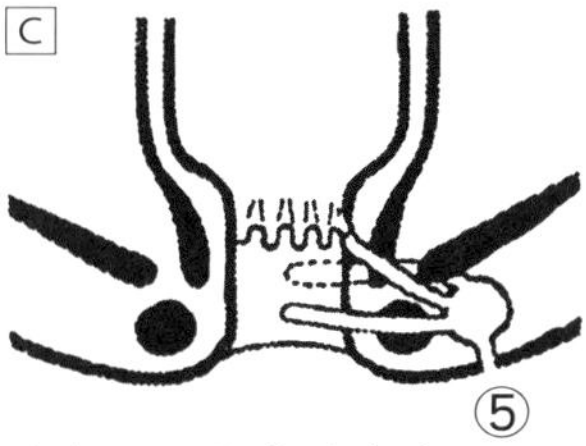

(5)低拉馬蹄型痔瘻。

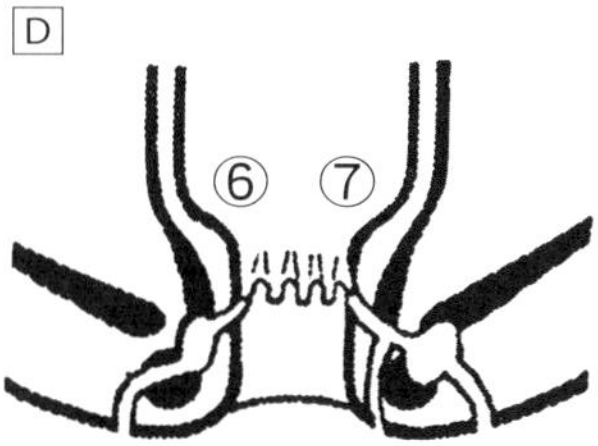

(6)達到內、外括約肌深部。
(7)複雜地貫穿外括約肌全層。

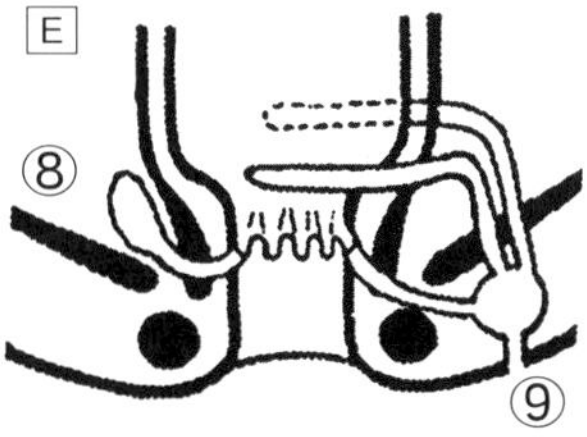

(8)達到肛門舉肌的上部。
(9)高位馬蹄型痔瘻。

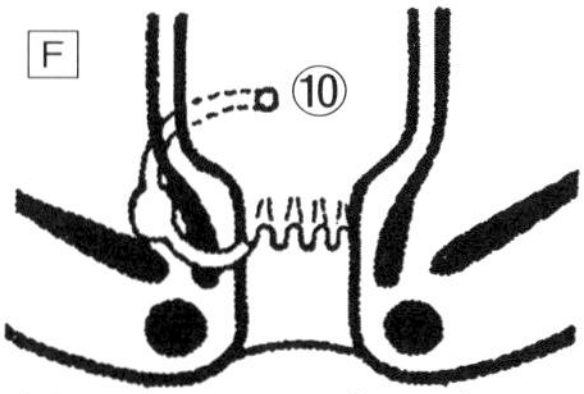

(10)複雜地向上穿過直腸黏膜，有時會將直腸穿孔。

痔瘻的各種類型

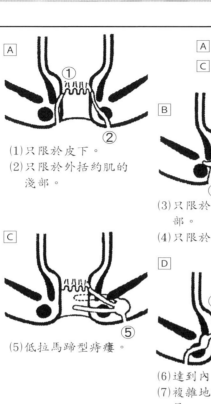

痔瘻的治療 ◎非常有效 ○有效	坐浴・淋浴	冷濕布	入浴	軟膏（凡士林）	坐藥	內服藥（鎮痛抗生劑）	膿的切開	根治手術
肛門周圍膿瘍	○	○	×			○	◎	◎
痔瘻	○		○					◎

第七章

肛門的疾病並不只限於痔瘡

❀社會愈高齡化直腸癌就愈增加

以前一提到癌，就想到「胃癌」，是常發生在胃等上部消化器官的病症。但隨著社會的高齡化，下部消化器官的癌，特別是直腸癌逐漸增加。

直腸癌本多見於歐美，但自從國人也同樣食用歐美人慣吃的動物高脂肪、低纖維的飲食生活後，直腸癌病例也明顯的增加。

幾乎所有直腸癌都是長在直腸內的腺腫性疣，連續受到糞便刺激，其頂端部分逐漸發生潰瘍，而轉為癌。但有時從最初也由小的癌細胞開始發展的。

以症狀來觀察變化，首先是隨著糞便排出少量含黏液的東西，有時也會出少量鮮血，常令人誤以為是內痔核出血。

❀用指診幾乎可發現直腸癌

雖然高齡的直腸癌患者漸漸增加，但也不必過分擔心或變成神經質。

若實在擔心，可請直腸外科的醫生檢查。約有百分之八十的直腸癌在初診時，

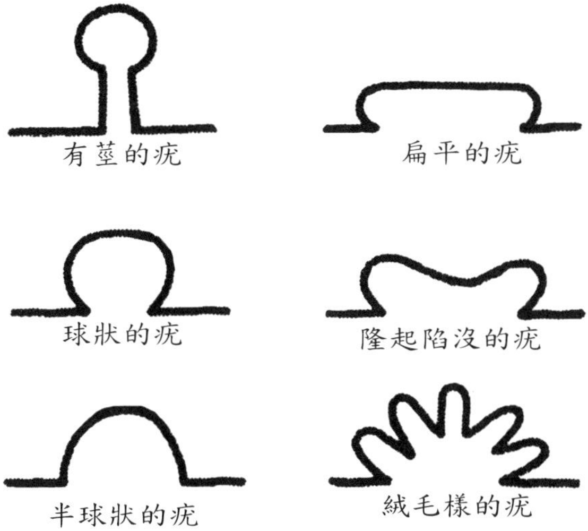

疣的形狀

把手指插入肛門的解診法，即可發現是否有直腸癌。再用內視鏡來看裏面，用X光線攝影，即可完全發現大腸內所發生癌的情況。

　並且下部消化器的癌，較其他臟器進行的為慢，不易轉移，若早期發現，即可完全治癒。

疣若不管它易轉化成癌

疣是起源於拉丁語的海蜇，是成菇狀隆起物。

直腸黏膜的黏液腺組織，自動增殖變大的直腸腺腫，一般即稱為直腸疣。疣分扁平與有莖的兩種，小的如米粒，大的如指頭般大。

若長了疣卻放著不管，隨著它的變大，會轉化成癌，故必須加以注意。

通常不到一公分大的疣，只部分會癌化，但超過二公分則有百分之五十會癌化，且轉變為真正的癌，則需花費好幾年。

直腸癌是依癌細胞浸潤的深淺而分類。如果癌細胞浸潤於黏膜下層的深處，稱為早期直腸癌；若深度再加深時，稱為進行癌。

❀一旦發現癌就應立即切除

肛門附近的直腸疣，在長成小指般大小時，排便後會從疣的潰瘍部排出與內痔不同的鮮血。

因無疼痛，很多患者常誤認為是內痔核。又經常也有人把從肛門口伸出的疣以為是內痔核，而將其壓回腸內。疣，只要醫師用內視鏡一看，立刻就可發現。

這是一種由肛門放入內視鏡的檢查方法，分為二種：一種是由肛門看診直腸的直腸鏡；另一種是進一步檢查直腸先端的結腸及迴腸的結腸鏡。如為直腸鏡檢查法，可在門診部輕易的處理，而所謂的結腸鏡是大腸專用的纖維鏡。

一旦用內視鏡發現了小的直腸疣，就可用鐵線捆住疣的根部，通以電流、止血、燒灼再用鉗子切除。當然沒有絲毫疼痛感。

❁顯性遺傳的家庭性大腸息肉症

若從盲腸到大腸，整個腸黏膜上長滿數千個疣，稱之為家族性大腸息肉症。這種病屬顯性遺傳，會一直遺傳下去。

雖然出現軟便、下痢及出血症狀，若不及早發現把大腸整個切掉，那疣會因癌化而導致死亡。故務必要在二十歲以前發現。孩子在上小學之前，若排便時會流血，且家族中有因腸癌而死亡者，屬於高危險群，就必須懷疑是否為此症了。

為了發現這種特殊的病例，務必定期接受下部消化管內視鏡檢查。

❁肛門上皮潰瘍而引起的肛門癌

當肛門上皮有潰瘍，多多少少出點血，且在肛門周圍部分，長硬塊時，自認為是裂肛，便隨便買藥來治療，而又治不好，結果到醫院看病的患者中，有的轉化為癌症性潰瘍。這是皮膚癌的一種，叫做肛門癌。除了肛門癌外，也有從肛門腺發生的黏液腺癌，且常與痔瘻一起被發現。

肛門感到非常難治時，應早些接受直腸外科專門醫生的診察是極重要的。

❀ 要特別注意阿米巴痢疾

會排出黏血便的疾病中，有一種是阿米巴痢疾。此病原產於熱帶地方，是一種痢疾原蟲經由口部感染而引起的。

細菌性的痢疾，在二~四天的潛伏期之後，開始發燒與下痢，一小時內下痢數次，糞便也會從黏液便轉變成膿黏血便。而且一週後即可自然痊癒；但阿米巴痢疾卻不發燒，身體上的症狀也較少，需特別注意。因容易轉為慢性疾病，故初期的治療非常重要。

假如癌症是以隆起的形狀形成，糞便會在這個形成部位受阻而引起便秘；或者為了勉強使其通行反而分泌過多的水分，引起下痢。如此便秘和下痢反覆輪替時就

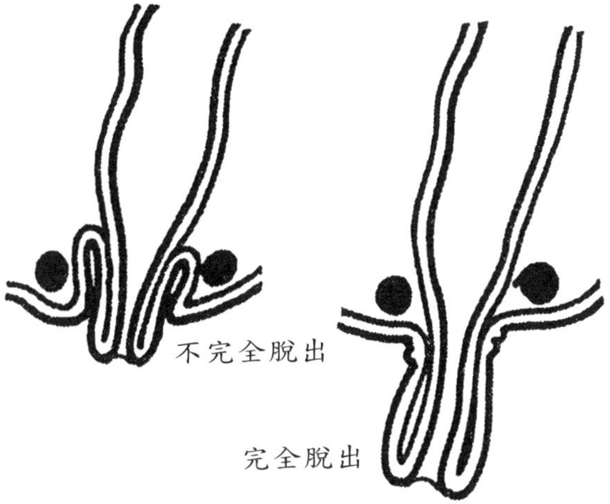

直腸脫出的形狀與長度可說是各色各樣。

要注意了。

❀直腸的支持組織鬆弛而引起的直腸脫出

把直腸固定在骨盆上的肌肉與韌帶，天生就較弱，且會隨年齡的增長而鬆弛，故直腸內側會因翻轉而大大地脫出肛門外。

直腸隨著排便一起脫出，叫做直腸脫出，和痔核脫出的情況完全不同。

直腸脫出若持續好幾年，肛門括約肌將漸漸鬆弛，更容易脫出。且腸內黏液沾在肛門周圍，會使人有黏癢之感。

直腸脫出的長度從三～四公分到二十～三十公分均有。

❀直腸黏膜潰爛、出血的潰瘍性大腸炎

在肛門出血的疾病中，還有一種直腸黏膜發炎、出血，不久會擴充到S狀結腸、下行結腸及全部結腸的疾病，稱為潰瘍性大腸炎。

一天有五、六次血便或雜有濃分泌物的下痢狀便、發燒、全身衰弱、貧血等症狀。因容易再發作，故應在直腸發生病變的初期，即予以徹底的治療。

這並不是很恐怖的疾病，但歐美有很多，台灣最近也不斷增加。其原因不明，或許是歐美式的飲食、生活習慣、精神壓力等造成的微妙影響。

❀會大量出血的大腸憩室症

大腸是由黏膜與環繞大腸的薄肌肉所組成的。腸的筋肉壁上，有血管從外側進入的空隙。但腸黏膜會從此空隙向外突出，形成小袋，稱為大腸憩室。主要產生在

盲腸、S狀結腸，有時會散布在全部的大腸上。盲腸上的部分屬先天性較多，長在S狀結腸的憩室則多屬後天性的。由於腸子痙攣，故會在內壓很高時發生。

此症輕者，糞便會帶些血；重者則會引起發炎、高燒、腹痛、通便異常、穿孔等，有時甚至會引起血管破裂而大量出血。

❀肛門小窩發炎會形成肥大乳頭

肛門小窩發炎，一旦波及到肛門乳頭，會使乳頭腫大。因發生在肛門上皮的最上部，故會覺得疼痛。

若此處一再發炎，乳頭會逐漸大起來，甚至會腫到肛門外面，從火柴棒大，變到小指般大，稱為肥大乳頭。

大部分被稱為肛門疣的，皆為這種肥大乳頭。這只是纖維性的增殖物，與長在直腸的疣不同，不會轉為癌。

裂肛常與肥大乳頭同時存在，有時也會脫出，且帶有劇烈的疼痛。

保持脫出狀態而無其他症狀的人，多屬長期罹患的痔核已纖維化的情況，因此不會疼痛和出血。

❁長滿疣的尖圭濕疣

肛門周圍會長像米粒與紅豆般大的疣狀物數個或無數個。

這叫做肛門尖圭濕疣。是由濾過性病毒所引起的一種良性腫瘍，有時甚至會擴充到女性的陰道內。

若對肛門周圍的濕癢置之不管，濕疣會逐漸擴大，故要用電刀將其燒切。

雖不是惡性疾病，但卻頗令人討厭。故切勿感到不好意思，及早治療方是上策。

來醫院看病的直腸外科病人中，患有此疾的一年大約只有一人。

❁吞下會卡住肛門的異物

肛門疼痛的患者中，有的是因誤吃的東西卡住了肛門。

這種人在排便時，會突然感到劇痛，排不出糞便。有的是不小心在喝鰻魚肝湯時吃進釣鈎，或是西餐用的塑膠牙籤卡住，假牙等等。

吞入的異物，通常可在消化管的生理狹窄部，如食道——胃，胃——小腸等移行部分被發現。尤其是卡在肛門的情況很多。此時，若能立刻吃蕃薯，異物即會被纖維包圍住，而順利的排出。

❁肛門奇癢的肛門搔癢症

到醫院看直腸外科的患者，不只是肛門疼痛的人，癢得無法忍受的人也很多。

肛門周圍會癢的疾病，總稱為肛門搔癢症。發生的原因如下：

①臀部未擦乾淨，糞渣刺激到皮膚而引起發炎。

②肛門小窩發炎，其分泌液流出肛門外所致。

③因手術的後遺症而引起的直腸黏膜脫出，或脫肛，腸內黏液沾在肛門周圍所致。

④坐劑或止癢軟膏所引起的過敏症，如糖尿病或女性荷爾蒙異常。

⑤痱子、肛門周圍濕疹。

⑥蟯蟲。

⑦特別神經症（精神壓力）等等。

最常引起肛門搔癢症的，是肛門沒擦乾淨的人。故請勿用紙擦肛門，而改以熱水清洗。但若因癢而用毛巾或肥皂來擦洗，反會弄壞皮膚，而形成慢性發炎。

排便後入浴，用脫脂棉洗淨肛門。再用軟布吸乾水分，撒上痱子粉，保持乾燥，四、五天後，即可止癢。若仍不能止癢，則需找直腸外科醫生診斷，然後再擦上軟膏等藥物。

❀尾骨上生有腫瘡的毛巢疾患

離臀部不遠，在背骨最下方，尾骨上方周圍處生了膿瘡，經久不能治癒，而被誤為痔瘻者，毛巢疾患就是其中之一。

這是皮膚表面的毛根，深入體內的骨頭旁邊，等到二十歲左右，開始化膿所引起的。

在臀部正中線處長出腫物，若將此切開，發現裏面有毛，因而得名。

此病會產生瘻孔，但不會影響直腸。因為膿腫已侵犯到尾骨的韌帶，所以很難治癒。汗毛多的人容易引起這種疾病。

❁脂腺所引起的粉瘤

粉瘤易被誤為痔瘻，是肛門會排膿的疾病之一種。

所謂粉瘤，是指皮膚毛孔根部的脂腺淤塞、增殖，在製造出從小指到拳頭大小的袋狀物時所引起的。若粥狀物質淤留其中，就會浮腫，若發炎，就會像腫瘡般化膿。

粉瘤與痔瘻不同，因為與肛門內不相連，因此，雖生在肛門口附近，也只是局部性的問題。化膿的粉瘤會不斷的排膿，不去除膿袋是治不好的。有時粉瘤甚至會長到像嬰兒的頭一般大。

❁因汗腺而引起的膿皮症

因肛門周圍容易弄髒，故汗腺因細菌感染而引起化膿時，便不易立刻治好。光是外表，就很容易誤會是痔瘻，這就叫汗腺炎。有輕微的疼痛，有時亦會化膿。但

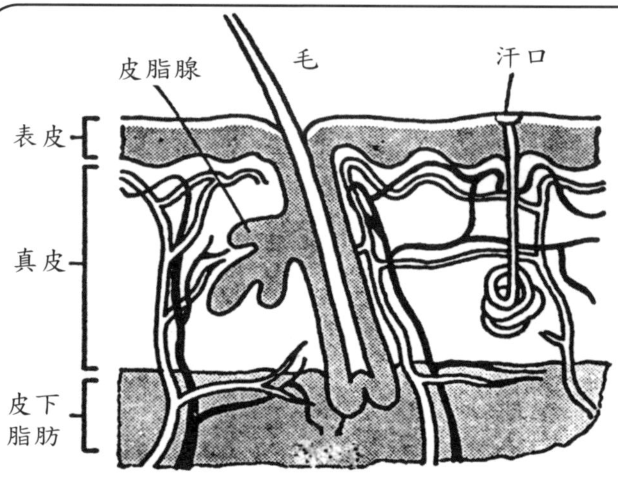

皮膚的構造

若保持患部清潔，塗上軟膏，立刻就會消腫。

若臀部周圍生了很多汗腺炎，變為慢性，皮膚變厚，就叫做膿皮症。必須切除肥厚的皮膚及一一切開化膿的汗腺，將污物完全清除方可。汗腺炎若遍布的面積太廣，就需大量切除，進行植皮術。

❁糞便硬如石頭般的糞便栓塞（宿便）

糞便從S狀結腸移動到直腸，直腸的排便反射遲鈍，便意被壓抑時，大量的糞便停留在直腸中，水分被吸收，而成為石頭般硬梆梆的糞便。就是俗稱的「便秘」。

腦充血、腦軟化、長久臥病在床、腹壓弱的人，及忍住便意成習，有習慣性便秘的人，最易發生此病。

糞便栓塞時灌腸，只能溶解硬如石頭般的糞便表面而已。

這種情形，除了溶解硬便那樣，用手指一點一點掏挖出來之外，別無他法。不得已時，再用高壓灌腸或瀉劑，把淤留的糞便，通通排出。這種治療方法，常讓費勁的直腸外科醫師哭笑不得。

❁肛門的性病不斷增加

也有並不是因為吃進了魚刺或魚鈎，而是把酒杯、酒瓶壓擠進肛門口內，取不出而到醫院求治呻吟的人。

有時也有瓶子會在直腸內破碎，而使直腸充滿血的例子。

這種人的肛門圈因括約肌很鬆弛，有時會生帶淋菌的直腸炎，或梅毒性的肛門潰瘍。除了肛門部的性病外，還有一種叫第四性病的鼠徑淋巴肉芽腫。以前大多在海港處發生，但現在這種肛門部的性病卻與日俱增。

❀總以為肛門臭的肛門神經症

曾有人說：「我的屁股比別人臭，故想來治療……。」鄰座的人顯出好像什麼東西很臭的表情。「我的肛門無法緊閉，故糞渣常跑出來」，但當醫生診斷這類病人時，沒有任何地方有毛病病因，也不覺得有特別的臭味。

若告訴病人沒病時，他總會反駁說：「沒有的事」，或「周遭的人都避著我，一定是因為我的屁股臭！」這種人很難加以說服。

這類患者多為年輕人，與其說是神經衰弱，不如說是精神分裂症狀。對於這種患者，醫生常介紹他們去看精神科醫生。

❀臀部神經痛的放散痛

「肛門裏面好痛！」

「會引起痙攣！」

「晚上上床睡著後不久，突然被痛醒！」

診察這類到醫院求診的病人的肛門或直腸，有時也找不出病因。若肛門內沒有任何病變，有時肛門周圍的支持組織或尾骨、骶骨的韌帶也會疼痛，故需把手指伸進直腸裏面詳細檢查。

此外，由於骨盆內的膀胱、子宮、前列腺等發生疾病時，亦會引起直腸疼痛。這種原因不明的疼痛，暫且稱為直腸肛門部的放散痛。只要不是特別的疾病，患部短期內都會痊癒。

半夜因臀部突然疼痛而醒過來的人，應查看是否有其他別的疾病。

直腸肛門部的構造②

肛門小窩是肛門的最大弱點

齒狀腺，是直腸下部的黏膜與肛門的交界線。在直腸下部，由直腸黏膜所形成的七、八個叫做直腸柱的縱皺紋。這部分封閉時有如雨傘收了起來；打開時，糞便就會沿著縱皺紋毫不殘留地順利排出來。

從齒狀腺到下面的肛門，被類似嘴唇的特殊皮膚包圍著，不像普通皮膚，表面有很多的汗毛。肛門上皮的皮下神經密佈，排便後舒適的感受，是由這部分感受的。而且，沿著齒狀腺而呈輪狀排列的七、八個袋狀的凹處稱為肛門小窩，分泌肛門腺黏液的導管於此開口。包含肛門小窩和肛門腺的小小組織一旦發炎，就會引起痔瘻、肛門搔癢、乳頭肥大，有時甚至會引起裂肛等各種肛門疾病。

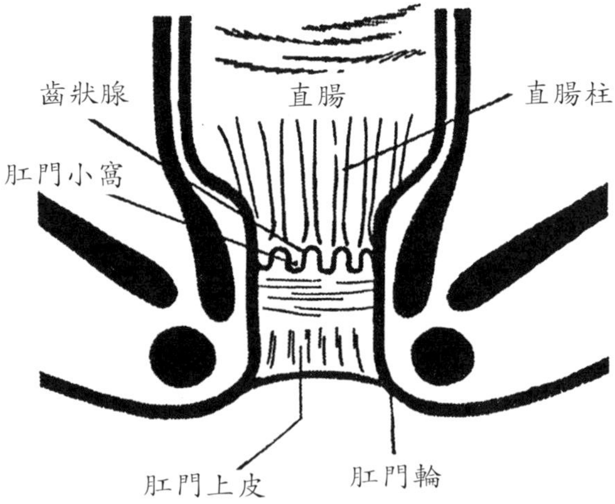

第八章

母親、小孩與老人的痔疾

✽懷孕前得過的痔會再次出現

常有人說：「一旦生產，痔就會惡化。」生產的力量，是無數倍於便秘時所用的力量，故縱使外痔核、內痔核均蹦出來，也沒什麼可驚訝的。

但是，通常生產後痔核惡化的母親，多數在懷孕前即已有痔疾。

懷孕期間隨著血液集中於骨盆內，及在腹中的胎兒的長大，腹壓漸增，當然也壓迫到肛門和直腸，痔靜脈叢的淤血隨之嚴重起來，故痔核會逐漸惡化。有此症狀的女性，一旦懷孕時，最好接受直腸外科醫生的檢查診斷。

懷孕中的女性為避免淤血，偶爾橫臥著睡覺比較好。

✽接近臨盆時血栓性外痔核會增加

懷孕到了六個月，腹內胎兒已相當大，臀部常會呈淤血狀態。此時因臀部疼痛而到醫院求診的孕婦越來越多。大多數是患了血栓性外痔核或嵌頓痔核。

和痔核恰好相反，以往為裂肛所苦的人，有很多是自從懷孕後，便秘完全消除，排便時的疼痛也隨之消失。

這是因為懷孕後，生活有了規律，食慾旺盛，定時排便，同時肛門周圍的組織也因懷孕而增加彈力，變得柔軟，故裂肛自然就治好。

❀懷孕時的痔瘡手術要在第四～七個月之間進行

懷孕期間治療痔疾，應儘量進行像硬化注射療法等的保存性治療（請參閱一七四頁）。但若症狀過於嚴重，可與婦產科醫生商量後，再決定接受手術。

尤其痔瘻患者，需在生產前將之完全治好。因為臀部有化膿性炎症，會帶給腹內胎兒很不良的影響。

在流產危險性小的四～七個月之間，可安全地動手術。生產前後的母親，身體恢復力強，即使動過手術，也只需平常的一半日數即可痊癒。

❀產後的會陰裂傷所引起的肛門括約肌不全

從小陰唇的下端到肛門之間稱為會陰，分娩時會陰有時會裂開，這時候必須立刻做縫合處理，如果處置不當，有時會造成肛門連在一起，有時會造成肛門鬆弛不緊密。最近醫生常在分娩前先切開會陰到適當的位置，而把胎兒拉出來，這樣傷口整齊較易治好。

臀部周圍的括約肌若裂開，得先把它縫起來。但若裂得過深或是縫合的方式不妥當時，有的括約肌的力量會衰弱。因此痔核患者，有脫肛或肛門不能緊閉，直腸黏膜跳出或下痢時，有時會引起肛門括約肌不全症。

❀嬰兒的痔瘻可動簡單的手術

嬰兒會得痔瘡，很多人也許會覺得驚訝。嬰兒痔瘡一般發生在小孩出生後的一～三個月的較早時期。

嬰兒有時會屁股兩邊紅腫且哭個不停。此時容易誤以為是尿布疹。有時會變成肛門周圍潰瘍。在排出膿後，嬰兒也會生痔瘻，但因瘻管淺、短又直，故較易治好。

因為細菌立刻進入初生一兩天嬰兒的無菌大腸內，故在出生後第三天開始痔瘻就發病。而且此病僅發生在男嬰兒身上。

「這麼小的孩子就讓他動手術……」別擔心，只要三週即可痊癒，應及早接受手術。

❀ 生下來就肛門無孔的鎖肛

肛門在懷孕三個月時，皮膚部分會向原腸凹陷下去，而跟腸子連了起來。

有時候會很不順利的生下肛門無孔的嬰兒，這叫做鎖肛。平均每一萬人中有一人患有此症，故往往連助產士和醫生都沒有發覺。

有些會因沒有排便才發現肛門凹陷進去……等。此時就要立即到小兒外科的專門醫生處求診，手術是製造肛門。因為要立刻挖一個洞，需要動大手術，故有時也會危及生命，不可大意。

❀ 無法排便時需懷疑是否患了巨大結腸症

有的嬰兒很顯然的肛門有洞，雖不是鎖肛，但卻三～四天都不排便。

完全沒有排便，嬰兒的肚子一天天腫大起來時，有可能是患巨大結腸症。

此病是大腸下部的壁在神經，天生有缺陷所引起，因為大腸下部完全不運動，因而上部就堆滿了糞便。

碰到這種情形，應該請小兒科的醫生詳細診察才好。跟鎖肛一樣，有時也需進行開腹手術。

❁嬰兒的屁股若有血跡一定是裂肛

很多幼兒的裂肛多發生在嬰兒身上，這與成人一樣，是因便秘引起。勉強使硬便排出，肛門上皮就會裂開。小孩討厭排便，而且擦拭臀部便有血跡時……遭遇這種局面的父母，都會為之驚嚇。這時，首先一定要想到是裂肛。「排便時會哭的小孩」「尿布上染有血跡」「一被摸到屁股就不高興」等情形均屬裂肛。

在尚未變成慢性肛門潰瘍之前，治療便秘和傷痕是首要之務。小學以前的痔疾，除痔瘻外皆可不動手術，用保存療法即可治癒。

幼兒排便後，施行坐浴並用脫脂棉洗淨糞便，再塗上凡士林或軟膏即可。

❀有些小孩臀部的血管會腫起來

「我先生有脫肛現象，這樣小的孩子是否也會遺傳呢？」

有位母親憂心忡忡地帶著二歲的小孩到醫院求診，據她說小孩便後肛門會常出現黏膜樣紅色東西。嬰兒在斷奶改變飲食時，往往易引起便秘。因此若用力排便，常可看到透過肛門的皮膚，一部分血管腫起的現象。因為看起來意外地紅且大，很容易誤認為是長痔核。所以無需擔心。

❀偏食的小孩多有直腸性便秘

食物雖然漸漸西洋化，營養應很均衡，但最近便秘的小孩卻一直增加。諸如任性偏食的小孩、貪睡的小孩、前面提及有裂肛的小孩，多患有直腸性便秘。糞便常滯留在屁股的出口處。

此時通常會使用灌腸，但用多了會形成習慣性，故應先與小兒科醫生商量。與其用通便劑，不如改掉偏食的壞習慣，利用食物來調整糞便的硬度。

❀蟯蟲也會使肛門搔癢

小孩若是搔肛門時，並不是肛門搔癢症（請參閱一四七頁），大都是蟯蟲作怪引起的。

尤其晚上，躺在被窩裏癢得受不了的孩子，就是這個原因。雖是長不到一公分如細線般的蟲。每當臀部暖和時，就會跑到肛門外產卵；所以等到小孩睡著後，檢查孩子的肛門。

也可請小兒科醫生來檢查是否有蟯蟲。若胡亂用止癢藥，有時會因藥物過敏，而使臀部發炎，甚至癢得更厲害。

❀嬰兒的直腸脫出可逐漸治好

母親有時會吃驚地看到小孩排便時，竟露出約一公分長的直腸。那是因為許多嬰兒臀部組織柔軟未固定，但在便後直腸會自動收回去，故不需擔心。

不過，主要還是因為便秘所引起的硬便。如果排便後仍然未縮回時，母親們可

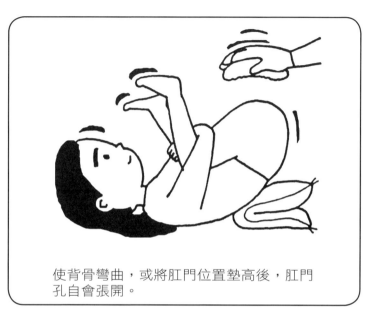

使背骨彎曲，或將肛門位置墊高後，肛門孔自會張開。

採取上圖的姿勢就可輕易的進去。然後再去找專門醫生。

通常犯有此疾的小孩，進了國中以後就會自然痊癒。如果情況愈來愈嚴重，就得考慮是否是直腸脫出。

❀兒童長的疣不會變成癌症

小孩排便含血或衛生紙上沾血，並不是內痔核，多半是裂肛。直腸長疣也會引起出血。

若是裂肛，多多少少衛生紙上會沾上血；如果是長疣，則會一滴滴地出血。當然，因是長在直腸內，所以沒有疼痛。

有時疣會如大人拇指般大小，這種小孩長的疣叫做幼年性疣，幼年性疣不會變成癌。小孩的疣如大人的一樣，可用內視鏡從肛門察看，把它燒斷或用線紮住使之脫落即可。

輕微的裂肛只要調整排便，每次排便後用溫水清洗、擦拭肛門，或塗抹軟膏等方法都能幫助早日治好。

❁升學考試極易使小孩患潰瘍性大腸炎

小孩若發燒、一天下痢好幾次、糞便上雜有黏血時，首先要懷疑是否是細菌性的下痢。患潰瘍性大腸炎的機會較少。此症的發生和大腸的氣喘一樣，心理因素佔一大半，因為很容易再發作，且變嚴重，所以初期時就要完全治療。

隨著飲食的變化，患此病的人越來越多。加上聯考等考試的壓力，在小孩子的世界裏患此症者似乎相當多。尤其是從小學五年級就有的神經質或嚴重偏食的小孩，多有此現象。

❁柔軟的食物會使老年人便秘

隨著年齡的增加，飲食量會減少，對食物的嗜好亦隨之改變。一般而言，老年人吃易消化、較清淡東西的傾向越來越明顯。但柔軟且易消化的食物會減少便量，容易形成硬糞，故應多注意提防便秘。

人一旦進入老年，腹壓會變小，器官老化以後，排便時的用力會使血壓升高約十～二十度。如此一來，有高血壓或心臟病的人，常有昏倒在廁所中的情況。另外，習慣性便秘的情形常發生，引起糞便栓塞（宿便）的人也就越來越多。

同時，暴飲暴食，也會給臀部帶來不良的影響。

❁裂肛及痔瘻到高齡時會減少

高年齡的痔核患者，多數是舊有的痔核，一不小心才會脫出。除了原本就患有裂肛或痔瘻卻一直都沒治好且一再發作外，很少會新患此病的。這是由於臀部周圍的肌肉和支持組織老化而鬆弛的緣故。

裂肛是硬便使肛門上皮部擠傷所致。因肛門周圍組織鬆弛，就可避免摩擦，順利排便。而痔瘻也可能因直腸內壓力降低，便渣不易進入肛門小窩的緣故。

❁年齡一大就易患脫肛

因內痔核引起脫肛者，早上起來肛門還好好的，到了傍晚就可能已惡化。出門時急速地走到車站也不會怎麼樣，但回來時，若走太長的路，臀部就會腫起來，非常難過。

這是因固定臀部的肌肉及支持組織的細小纖維鬆弛所引起。年紀大了，肛門肌肉鬆弛，一不小心內痔更容易蹦出來；和排便用力時容易脫肛的道理一樣。會因為器官老化，固定直腸及肛門的肌肉或支持組織，均變鬆弛。

❁痔核手術要在六十歲之前施行

常聽老年人說：「就是躺下了也不願受兒女的照顧。」大概自己過去曾辛苦的照顧公婆，所以到了某種年齡時，就能感受到老人的心理狀態。

有這種想法且內痔核脫出的人，最好在六十歲之前接受手術，將它完全治好。隨著年齡的增長，自己來處理臀部的問題會變得麻煩，且常易發生其他疾病，在體力方面是無法進行手術的。

任何健康的人（包括老年人）都可輕鬆的接受內痔核手術。

❀一出血就斷定為痔核是很危險的

痔核是所有患痔瘡病症中，不論男女均占第一位。

年輕時即有痔疾，且每次排便都出血的人，最近糞便的情況越來越不好，顏色也轉黑，以為是痔惡化而到醫院就診，結果卻是直腸癌的情形相當多。

有痔瘡痼疾，因已習慣臀部的出血，更要特別的注意。

發生於直腸下部的直腸癌，蔓延到齒狀腺附近時，就會和痔核一樣有假排便感，經常有便意，且老覺得糞便未全部排出。超過五十歲而有此症狀的人，宜儘速去檢查是否為癌症。

❁ 癌症的危險信號——可由糞便和出血狀況中略知一二

高齡患者有下列症狀的人要特別注意。

①年輕時即有痔疾，每排便時出血的人，最近又開始出血，且出血量增加。
②若一向通便好，不知便秘為何物的人，近半年來常便秘。
③排出黑色的血便，及含黏液與血液的糞便者。
④最近便秘和下痢交互出現者。
⑤有殘便感，排便次數頻繁者。
⑥臀部內感覺不適者。
⑦糞便雖柔軟，卻是一點一點的排出，且排便前肚子會痛者。

❁ 老年人力量會分散

曾有一位剛進入老年的患者對醫生說：「最近屁股的力量使不出來，常常得一再的用力排便，但年輕時一下子就排出了。」

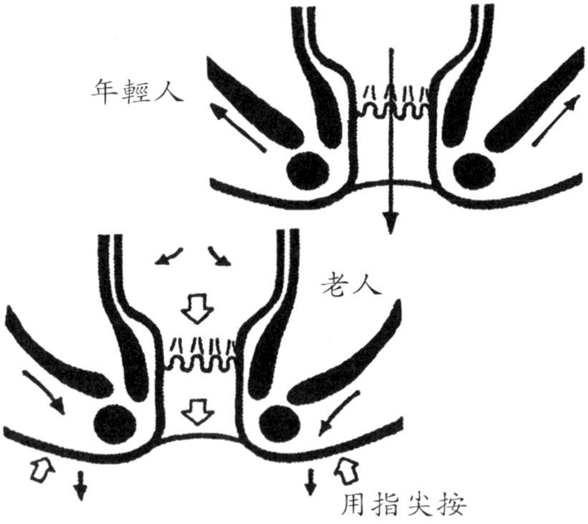

雙手儘量支持肛門附近，以防止力量的分散即可輕鬆的排便。

這是因器官老化，肛門舉肌鬆弛所引起的現象。排便時，一加腹壓，通常肛門舉肌的帶子會緊縮起來，而糞便就會順利的被擠出。但若肛門舉肌鬆弛，力量會分散，腹壓便無法集中。有此情況或脫肛的人，可用雙手儘量支持肛門附近，就能較輕易的排便。

❀因臀部發癢而求診的人越來越多

「屁股癢得不得了，既不能盡興地出外旅行，也不能上寺廟燒香了……。不動就沒事，稍一走動就開始癢起來了。」

求診的老太太們常會這樣說。這是臀部鬆弛，腸黏液洩出，或糞便沒擦乾淨，或會陰部全體肥厚起來之故，這叫做老人性搔癢症。這些患者幾乎都會亂塗各種軟膏，而引起藥物過敏症。

肛門搔癢症最主要的是治好發病的原因，臀部搔癢時，千萬不要亂抓。只要有恒的施行坐浴或淋浴，避免喝酒或食用刺激物，幾乎所有的患者都會好轉。

❁不能動手術的人也可用針灸療法

臥病的老人，常是痔疾惡化的人。也是不去醫治內痔核脫出，及脫肛的人。

內痔核若脫出，糞便就無法擦乾淨，且臀部的周圍會沾有腸內分泌物而發癢，並常會被假排便感所惑。可用硬化注射療法（請參閱一七四頁）來暫時加以抑制過了一年後，會再度脫出。一旦治療也只能使肛門的狀態不再惡化。那時，也可向患者建議與針灸醫生商談看看如何治療。

第九章
痔的治療不會痛

❁病症輕者可用保存療法使病狀停止惡化

治療痔疾的方法有保存療法與手術療法二種。

保存療法，是停止病況的發展，消除疼痛及出血，無礙於日常生活的治療法。因此，一面要注意第二章或第三章提及的飲食及通便的生活習慣；一面用坐藥或軟膏塗擦患部。

服用消炎劑，使用溫濕布等有時亦有效果。

進行保存療法之後，藉著對內痔核進行無痛的硬化注射療法，或對裂肛使用局部麻醉劑，以便進行手擴張術（請參閱一七八頁），也可完全除去症狀。

假設有十個患惡痔的病人求診，則大致可將其分為其中的五個人可施予保存療法，三個人可藉門診治療，剩下的二個人必須住院治療。

有許多人認為外科醫生都喜歡替病人動手術。但是，有時最好依病狀動手術，有時就不需要了。

輕微的內痔核脫出，常先用硬化注射療法試試看，無效時再動手術。若是引起肛門周圍膿瘍或肛門狹窄的裂肛等，就得立刻動手術。

直腸外科醫生用指診即可知道痔瘡的狀態

當去直腸外科接受診察時，通常是依照問診→視診→指診→內視鏡檢查（肛門鏡、直腸鏡、胃鏡）→X光線檢查的順序來進行的。

首先看門診，聽取病人的症狀及臀部惡化的經過。再直接檢查臀部。先檢查外側，再用指診檢查內側，憑食指的感覺來檢查肛門內側的狀態。

直腸外科的醫生手指似乎長了眼睛，光用指診即可掌握住內痔核或痔瘻原發巢部位等幾乎所有痔疾的症狀。

接著，用圓錐形的肛門鏡來詳細觀察，即可全盤瞭解。

最好排便後才去接受直腸外科的診察

有些人擔心，接受直腸外科的診察時，一定要讓醫生檢查臀部，所以最好是洗了澡再去。

其實，不必擔心。寧可以平常臀部的狀態去接受診察較好，也較能了解你平常臀部清潔的狀態。

若能早上排便後上醫院最好，因為要用內視鏡觀察直腸，若是糞便滯留，就會受妨礙而無法看到。

當然，碰到這種情形，就得先灌腸把糞便排除乾淨後再診察，但如果實在排不出時，也不必勉強，就此進行診察也可以。

❁對於治療初期的內痔核有效的硬化注射療法

硬化注射療法是治療內痔核的保存療法中之一種。

皮膚受傷後傷痕凝固而殘留下的叫瘢痕。硬化注射療法是在有內痔核的靜脈與靜脈間的組織，注入會引起輕微發炎的藥，讓它長瘢痕，壓制而使痔核全部硬化的方法。

這個方法會使內痔核遭受四周的壓迫而萎縮，對第一度出血的內痔核以及第二度尚能縮回已脫出的內痔核，非常有效。並且對於需動手術的內痔核，也可使之暫

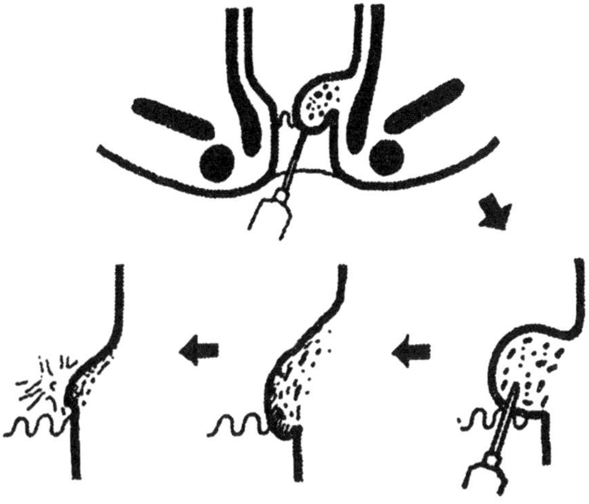

硬化注射療法無痛感，可輕易地控制內痔核的發展。

時不脫出。但如以此法治好的症狀，在半年後又再發者，便必須動手術了。

硬化注射療法雖說不會有副作用，但偶爾也會引起發燒和感染現象。再說，因外痔核有強烈的疼痛，也無法採用硬化注射療法。

✿肛門手術若不縫合應注意清潔才不會化膿

也許你曾聽過「痔瘡手術不需縫臀部」，這叫做開放性手術。

肛門部分因易被糞便或細菌污染，縫了傷口，反而容易化膿。為防止這一點，必須以能經常清洗傷口的程度在肛門口作放射狀的切開，經常保持清潔，直到肉芽自然生出。幾乎所有肛門的手術，基本上都是以開放性手術進行。

但因最近發明了不為細菌感染的縫線，被認為對傷口的復原會很快，故有積極地把那部分縫合起來的傾向。

❀最好的痔核手術是結紮切除法

目前，所採用最好的內痔核手術，是結紮切除法。

內痔核最易產生在上痔動脈分枝的三個地方。因此將疣狀部對肛門呈放射狀切開，儘量在肛門裏面用線將輸送血液到此處的上痔動脈的血管結紮，然後把所脫出的痔核加以切除即可。

傷口通常不縫合，讓肉芽組織自然生長。結紮動脈的線，也大約十天以後會自動脫落。這種手術方法既不痛，且手術只需十五～三十分鐘，及住院一星期，就能完全消除痔的煩惱。

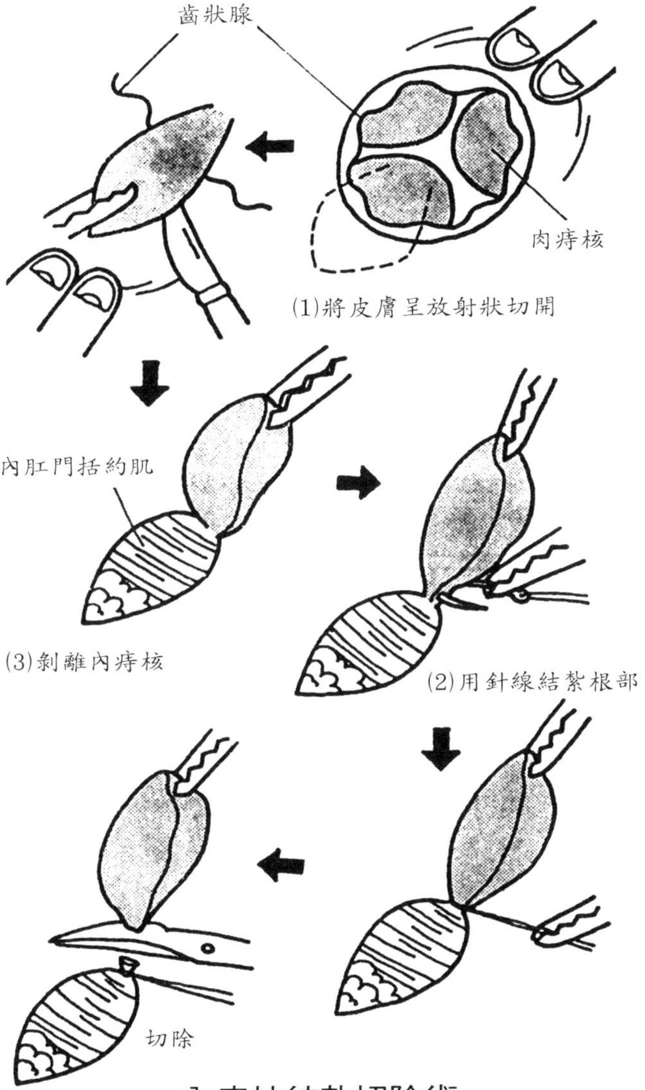
齒狀腺
肉痔核
(1)將皮膚呈放射狀切開
內肛門括約肌
(3)剝離內痔核
(2)用針線結紮根部
切除

內痔核結紮切除術

❀小內痔核有時可用橡皮圈用力紮緊使之脫落

將內痔核結紮後，使其腐蝕而掉落的結紮法，是自古即有的痔核手術法。

並非所有的痔核均需結紮切除。用指診可感到明顯的動脈跳動時，應使用結紮切除法的手術。

但並不嚴重的痔核，可用特殊的痔核結紮器，以橡皮圈緊緊紮住痔核根部，被綁住的內痔核在一週到十日左右，就會壞死而自動脫落，或者在門診施行凍結療法。若有些部分大量脫出，而其他則不是怎麼嚴重的痔核患者，可配合這些方法使用。

但若同時長有大型的血栓性外痔核和內痔核時，在切除痔核後，完全摘除血栓，再做肛門的整形。因為留下血栓，手術後即會形成皺紋。（請參閱九五頁）

❀裂肛手術的要點是把緊縮的肛門口擴大

裂肛的情況，八～九成左右是不用開刀手術的。最主要的是解除便秘，調整排

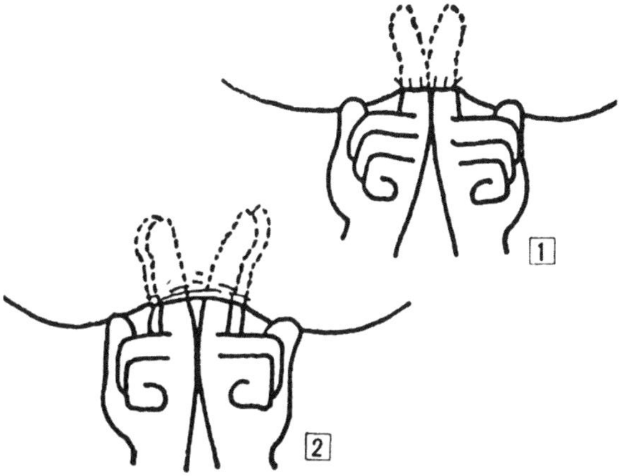

用手擴張術可將縮緊而狹小的肛門孔擴大變軟。

便。此外，也指導正確的餐食法或處方藥劑，且以入浴或坐浴來保持臀部的清潔，也儘量避免患部受冷。

裂肛手術，是以擴大已緊縮的肛門口為要點。所以，在切除硬瘢痕或慢性潰瘍的同時，得麻醉肛門上皮的皮下輪狀韌帶，將之切開數段，用手指把肛門口拉開（手擴張術），將肛門擴大到能順利排出粗便。

而切除潰瘍及疣之後的創傷，就得移植附近的健康皮膚，不再長瘢痕變窄。這樣，肛門就不會變小了。

裂肛時，常會併發肥大乳頭和痔核。不僅是裂肛，這些所有的病變都

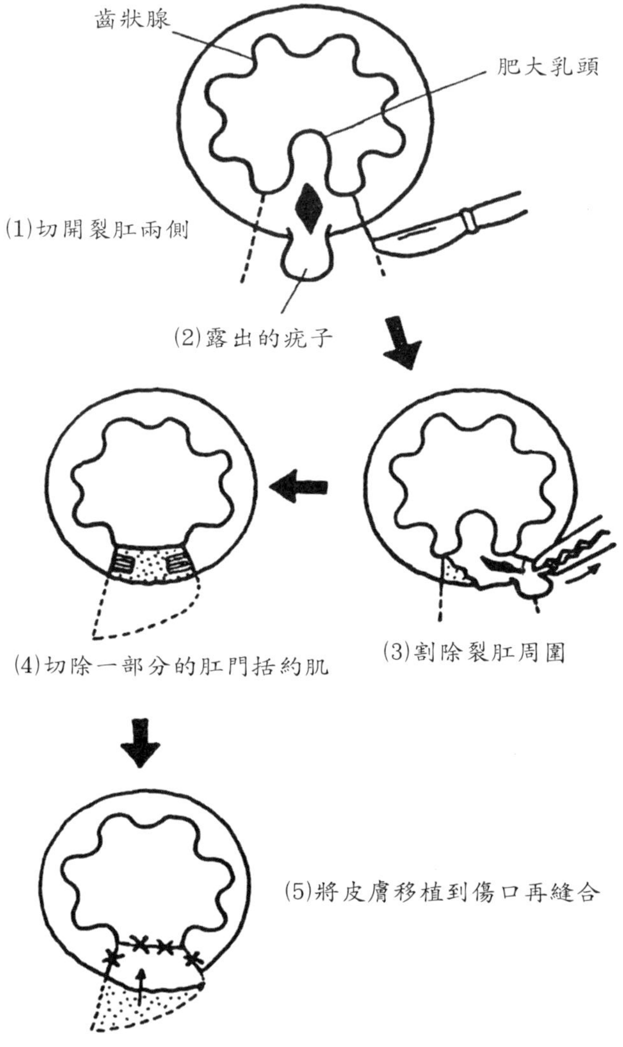

裂肛切除、括約肌切斷、皮膚移植術

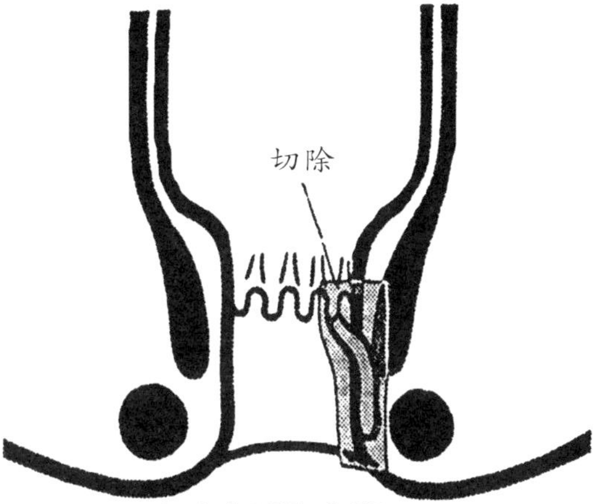

痔瘻切開手術(1)

初期的痔可施行簡單手術，肛門的機能也可迅速恢復正常。

應同時動手術，方能徹底治癒肛門的疾病。

❀痔瘻的手術是以切除原發巢與膿管為重點

痔瘻及肛門周圍膿瘍，無論如何非動手術不可，而且越早手術就越簡單。

初期單純的小痔瘻，只需局部麻醉即可施行無痛的根治手術，當然不必住院。若是以包含肛門小窩的瘻管切除法，或挖掉瘻管的方法，也能完全治好，但需一個半月的時間。

若放著痔瘻不管，病原會轉到直

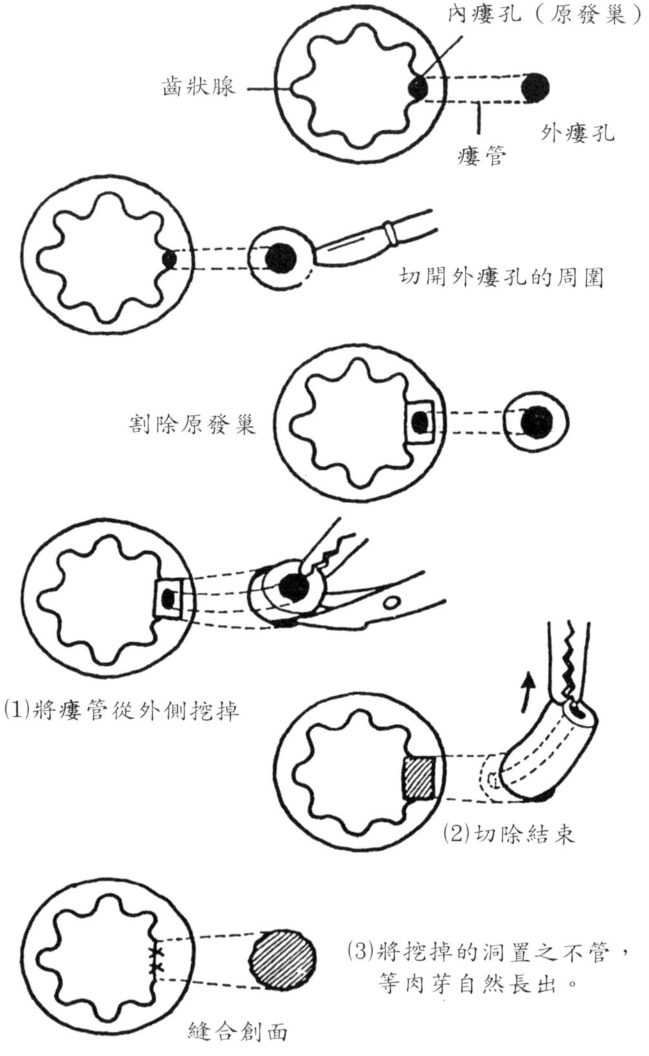
內瘻孔（原發巢）
齒狀腺
外瘻孔
瘻管
切開外瘻孔的周圍
割除原發巢
(1)將瘻管從外側挖掉
(2)切除結束
(3)將挖掉的洞置之不管，
等肉芽自然長出。
縫合創面

瘻管的切除手術

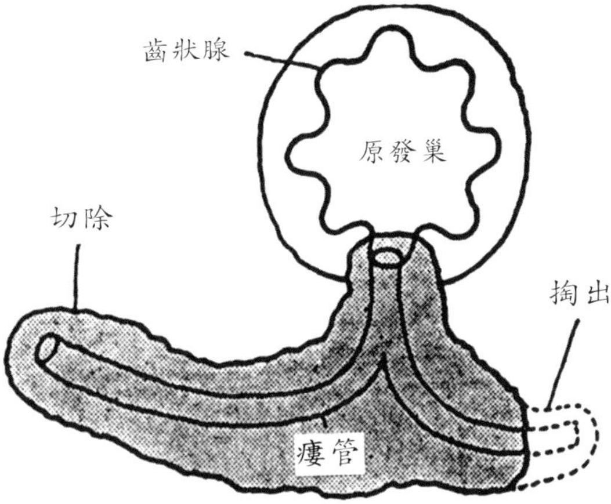

痔瘻切開手術(2)

要根治嚴重的痔，有時需假造鬆弛的肛門。

腸周圍和括約肌之間，瘻管會深且廣地蔓延。這種程度的痔瘻，需住院動手術。使肛門括約肌的損傷減至最低程度，且使之不再發生。大約兩個月即可完全治好。

❀痔瘻嚴重時有時做人工肛門可根治

稍微複雜的痔瘻，原發巢幾乎在正後面，首先會淤膿，且向左右擴散的，馬蹄型痔瘻，必須做以原發巢為中心完全切開的手術。當然括約肌會被切斷一部分。但手術後並不會引起括約肌不全。

當痔瘻貫穿外肛門括約肌的全層，向肛門的側方皮膚開口時，以挖掉法使其根治是最好的辦法。若是直腸狹窄的深痔瘻，或肛門陰道瘻，動手術是非常困難的。一旦反覆動手術即再發作的人，也可暫時做人工肛門使其根治。

✿痔疾手術需使用麻醉進行故完全不會痛

當你被診斷治療痔疾最好是動手術時，應在決定住院日期之後，並作各種手術前的檢查。

為了慎重起見，在驗尿及驗血的同時，並量血壓及作心電圖，檢查在手術時是否會發生危險狀態。

手術時完全無痛感。通常是用低位腰椎麻醉，也有用局部麻醉或硬膜外麻醉的，先消除臀部的感覺再進行手術。有少數人在麻醉消失後三、四個小時內多少會感到痛，但多數人只要服用鎮痛劑便不會疼痛。

在手術前一天最好過正常生活，不必絕食或吃瀉劑，因肛門的手術無需清理大腸內部。如果糞便淤留，可在手術前進行五十ＣＣ的灌腸，把便排出，清理直腸之

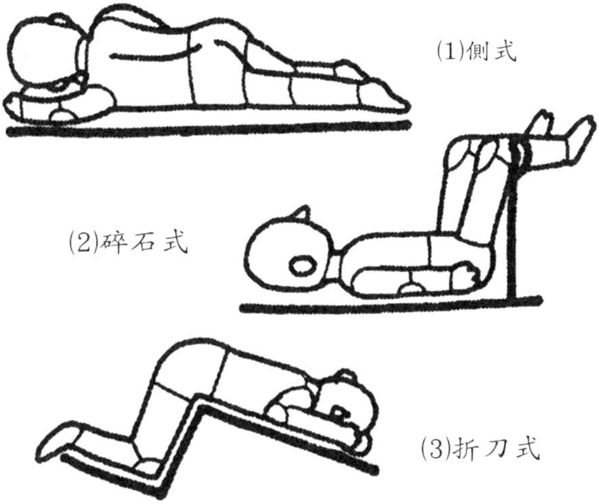

手術的姿勢

後，再動手術。

手術大約只需十五～三十分鐘，故不必過分神經質。只要帶睡衣和盥洗用具即可。睡衣以寬鬆，容易穿脫者為宜。

❀動手術治療的姿勢

手術是以上圖所示的姿勢進行。普通的診察也以上列三種姿勢之一來進行。患者採何種姿勢，則依醫生進行手術的習慣來決定。

碎石式，可以清楚看到肛門口，但助手會被病人的腳所妨礙而難以幫忙；折刀式，適用於同時為數人動手術的場合；側臥式，女性較不會害羞的姿勢，各有其特長。

患者會感害羞是必然的，為了想徹底治療，最好採用可看清楚患部的碎石式來進行手術。

❀手術後的排便只要擴大肛門即可減輕疼痛

從手術當天開始，可以的話，在第三天早上進行手術後的第一次排便。因前一晚已服用了通便劑，故會順暢的排出柔軟的糞便。

有些病人擔心臀部一用力，縫口就會裂開流血，因而不敢用力。其實，這種擔心是多餘的。

許多人為了想保護傷口，而緊縮臀部排便。這樣，反而不如用手拉開肛門排便，傷口較不會疼痛。若久便不出者，得進行灌腸。

❀住院期間是養成規則排便的好機會

排便後的臀部，患者可用婦女洗腳盆，洗淨便渣。也有些醫院是使用溫水的自動式便器。

住院後第三天便可入浴；一進浴缸，病人就會放心，連生病的氣氛也會消失。

住院期間當然也是保持安靜，治癒傷口的期間。更是便秘患者，過規則的生活，以訓練自己每天早上排便習慣的期間。

除了醫院所供給的食物外，也要養成多吃蔬菜、水果，以順暢排便的良好生活習慣。

❀出院後需保持傷口的清潔

出院後的一段期間內，需暫時保持安靜。當然可以做輕微的勞動。但禁止到處走動或長久的坐在椅子上。

排便後，經常保持臀部清潔是很重要的。可以的話，最好能在早上排便後即入浴，並在規定日期到醫院做檢查。

返院檢查的次數，依痔瘡種類和程度而有所不同。在這期間，要調整肉芽的生長，注意手術後的傷痕，並擴大稍微變小的肛門。其返院期也因痔瘡種類和程度而有所不同，大概兩個月就可完全治癒。

出院後，三～七天即可至公司上班。

手術後約兩個月，臀部上的手術傷口的疼痛全部消失了，而成為完全健康的人，從此能夠盡情的享受喜愛的嗜好及運動。

但應特別注意，好不容易臀部情況好轉，不可太過於縱慾狂歡。切勿忘記過有規律的生活，避免引起便秘或下痢，才能繼續擁有健康的生活。如此，則你的臀部既不會再度得痔瘡，且能每天過著舒適的生活。

無論如何，請好好保持重獲的健康，享受完全健康的生活。

❀徹底除去痔核帶的懷特赫德法不但痛且會引起後遺症

懷特赫德法（White head）最近在醫學界幾乎不再使用。這是把會產生痔核的痔核帶，從直腸黏膜一直到肛門上皮，做環狀的切除；再把它縫成輪狀的痔核手術。這是一八八二年英國外科醫生懷特赫德所發表的方法，在當時是劃時代的方法，而且遍及全世界。

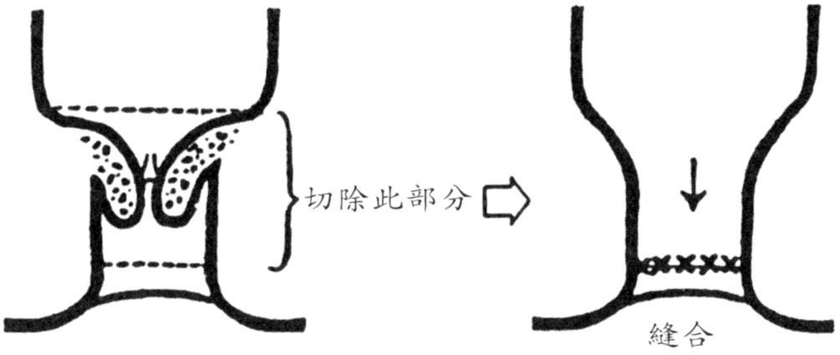

懷特赫德手術法

但這種手術不僅很痛，也會損及肛門機能和組織，而引起各種後遺症。故直腸外科醫生，反而視其為使臀部惡化的手術。

懷特赫德法手術後遺症，有下列幾點：

①因要切除被稱為臀部器官的齒狀腺，故臀部的感覺變得遲鈍，不易引起便意，下痢的時候就會控制不住地排出來。

②因輪狀縫合的傷口拉緊，肛門變狹窄，而導致排便困難。

③輪狀縫合的部分易化膿。

④肛門的支持組織變弱，而使直

腸黏膜脫出。

⑤肛門括約肌受傷時，肛門會鬆弛。

以過去的失敗為殷鑑，最近的手術法是沿用潛行術（Underming）的作法。簡明扼要的說是「以最少的傷口，去除最多的痔瘡」。

❁肛門手術的後遺症

由直腸外科的專門醫生進行痔疾手術，既安全又沒有後遺症，但有時也會意外的出現下列的後遺症。碰到這種情況，就應與當初動手術的醫生商量，或再找一位靠得住的醫生檢查。

①肛門括約肌不全——動痔瘻手術切除外肛門括約肌，連肛門舉肌也一起切斷時；或懷特赫德法手術，輪狀切除括約肌時引發的病狀。

②肛門狹窄——進行肛門手術時，是以小刀來切除患部，故會有某種程度的瘢痕。但有些病人的體質容易引起瘢痕性狹窄。即使以內痔核的結紮切除法，廣範圍地切除黏膜，肛門依然狹窄。像懷特赫德手術後的整個輪狀傷痕，治癒後也會狹

窄。而且手術後的化膿現象，也是引起狹窄的原因之一。

③肛門變形——患單邊痔瘻在切斷外肛門括約肌的一側時，肛門手術的那一側會變形，而且鬆弛。患複雜的痔瘻，外瘻孔很多時，手術後會形成凹凸不平，極易引起肛門變形。

④皮膚疣物——即皮膚（肛門輪）的凹凸不平現象。能簡單地治好。

⑤手術傷口的延誤治療——常見於患裂肛時。手術後的照顧不當時，容易發生。若在此部分加以植皮手術，就能提早治癒。

⑥手術後出血——本來肛門就是易出血的地方，有些嚴重的病症，在動大手術後第十天，結紮的粗血管鬆弛，突然的大量出血。此時不必到急診處去，只要找到動手術的醫生，再度把血管紮緊即可。

直腸肛門部的構造③

把直腸肛門部當作特定範圍來進行診療

直腸和肛門的界線，用肉眼也可以一條波狀線劃分為上下，這條波狀線就叫做肛門齒狀腺。

胎兒在母親體內開始發育的第三個月時，臀部的皮膚會朝原始腸管處凹進去而在那裏外側皮膚會和腸管互相結合，才形成肛門。這是從身體內側和外側複雜地互相接合形成，故以齒狀腺為中心的直腸肛門部，在機能上來說，是很複雜的部位。幾乎所有臀部的疾病都發生在齒狀腺的上下發生的，故也是診察病變的要點。

直腸外科專門醫生多把包含齒狀腺周圍的括約肌群及支持組織的直腸肛門部看成一個特定範圍來進行診斷、治療。

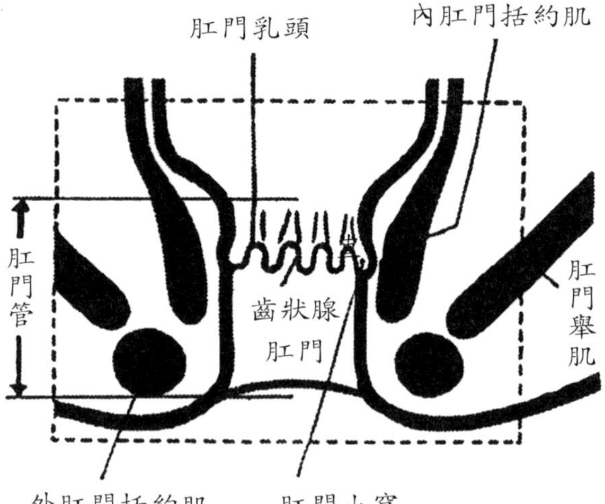

第十章 我是怎樣與痔再見的

✡排出鮮血時，只要繼續做緊縮肛門的運動，即可將痔瘡完全驅逐

林正村（學生・22歲）

發覺患有痔瘡，是在一次突然出血時。那是在兩年半前的冬天裏，正好是學期的期末考前，我正在宿舍裏讀書，一天下午我進入廁所方便，覺得大便稍硬，事後擦了臀部後，卻發覺便器上有血。

當時我並未感覺疼痛，只是顏色鮮艷的鮮血，使我一時楞住了。只想到身體的某處出血，必須立刻找外科醫生診斷，心想不知是否腸子斷掉了？立刻不安起來直冒冷汗，心臟的跳動也加速。

但後來血並未再流出，因此回到臥房休息。因身體並無任何異狀，所以我就到書店翻閱了一些醫學的書籍。

由此知道我的症狀，可能是痔核初期的症狀。在我的長輩中有些患有痔瘡，因

為他們喝酒或打麻將後常會說「我覺得身體怪怪的」，所以我想我是否也和他們一樣呢？而感到不安。

翌日上廁所，又有少許的出血。於是我下定決心要到直腸外科去求診。因為我考慮到若是置之不理，可能會成為我一輩子的問題。

診斷的結果確定是初期的痔核。用硬化注射療法，使腫起來的痔核萎縮，是最好的方法。但醫生認為我年輕，只要活動不發生淤血即可痊癒。

一直靜靜的坐著是絕對禁止的，約三十分鐘～一個小時間做一次輕微的運動，坐在桌前看書或工作，經常做做使臀部括約肌收縮的運動就可以了。此外，還要注意飲食。在外面吃飯，蔬菜類攝取不夠，則容易引起便秘。

於是我開始實施排便後坐浴、緊縮肛門的運動及屈身運動。從此以後我的身體無任何異常狀況，因此，亦未再接受診斷。

我是學生，每天七點鐘吃早餐，飯後一定去廁所，而且每天晚上與同寢室的朋友慢跑。因為使用的是公共廁所，故需將坐浴後熱水倒掉，起初常會感到不好意思，但現在已不在意了。

【醫生的話】

症狀消失，大概是除去臀部淤血的方法奏效了。但如果出現出血或痔核脫出的症狀，就應接受硬化注射療法。要每天早上正常的排便，消除便秘最好每天攝取充分的早餐。

✿手術可完全治療生產時惡化的內痔核

黃良慧（獸醫・34歲）

我一直以為，痔疾的惡化是因生產之故。我第一次生產是在二十七歲的時候。在此之前就有點便秘，也經常下痢。接近生產時即有輕微的脫肛。生產住院的醫生也告訴我，在臀部附近長了乒乓球大小的東西，長這東西比生產還要難受。醫院中的廁所與自家的不同，挺個大肚子不方便蹲下，我想這對痔疾也有影響。出院時，醫生告訴我，「下次生產前一定要將它治好」。

以後約四年間，每隔一個月痔核會出來一次。每當臀部不舒服時，只要躺臥三十分鐘就會好。但若太忙碌無法躺臥休息時，痔核就會露出來。

工作的地方不是水泥地，很陰冷，這對痔核也有不良的影響。於是就使用朋友送的蛋油藥或函購美國製的冷凍坐藥。但是，使用這種坐藥後，會舒服兩天，卻無法根治。而那時候又非常忙碌，忙得連一天都無法橫臥一次。每天都好像掛著汽球似的痛得寸步難行。這是任何人都無法了解的痛苦。

正常第一個孩子四歲，又即將生第二胎時，又想起生產時痔痛的可怕。由於前次的經驗，使我下定決心無論如何必須將痔疾治好。

於是我經由動過痔疾手術的朋友，介紹了某位醫生，診治時他說「使用痔藥或許能暫時治好，但像如此嚴重的痔核必須動手術才能痊癒」，於是立刻辦理住院手續。當時，連外行人的我亦感到手術的必要。

手術經腰椎麻醉三十分鐘後即告結束，毫無一點疼痛。但使用電刀的感覺，以及用針線縫合的感覺很明顯地感受到。

最初排便時醫生鼓勵我說「手術過後可以用力排便」於是就去上廁所，因前一天晚上服過通便劑，因此可輕鬆地排便。排便後用浴盆沖洗時，將紗布捲在手指上清洗。一想到洗臀部就害怕，所以只輕輕的將紗布貼在臀部清洗。但是，過兩、三天後就非常有信心了。

此後每星期去一次醫院。謹防便秘與下痢，也照醫生指示繼續清洗臀部。

出院後，生活方式變更。白天忙碌，深夜家人熟睡後，才入浴同時完成排便，即使小便時若有便意，也想立刻排出，出院後三餐都很正常，因此便秘消失了。以前每隔三天、五天就通便一次的現象也不復存在了。

現在過著完全忘了痔疾的生活。患有痔疾的人，不要自尋煩惱去買民間的西藥來用，應立刻到可靠的直腸外科醫生那兒接受檢查。雖然住院需要花費些時間，但比起一拖再拖病情變重，來得划算。

此外，若要住院，大病房比單人房好（我住的即三人房）。因為可以向同室的病友請教醫生及護士的指示及自己所獲得的經驗。

【醫生的話】

除了疼痛激烈到無法忍受的狀態時，在決定接受手術之前，必須要有相當大的勇氣和充裕的時間。有職業的女性通常都能夠下此決心。

保持通便良好與臀部的清潔痔瘡即可治癒

吳哲美（學生・21歲）

去年二月份，有一天上廁所時流了少量的血。臀部隱隱作痛。用紙壓迫它時，會感到痛楚。便秘持續了四天之久，因為家父曾患痔核，所以才直覺這就是痔，而塗抹了專治割傷的軟膏。

當時認為沒有找醫生的必要，所以就到書店翻閱家庭百科全書，書中說到必須有良好的通便，服用使通便良好含有維他命E的藥物，或是抹上表面麻醉劑即可治癒。痔藥因不好意思去買，故只喝了維他命E及塗抹軟膏，十天後裂傷好了。

但過了兩、三個月後，在同處又出現了裂傷。一服用瀉藥，大便就柔軟。排便時臀部的裂傷部分仍會感到隱隱作痛，但比起硬便，容易排出得多了。因一擦臀部會疼痛不已，故需在上廁所前塗上軟膏。

今年春天我聽說一位朋友的母親在動痔瘡的手術，於是就去向他請教。他認為我的情況雖不需要動手術，但與其花錢買昂貴的藥用民間法治療，不如接受醫生的診斷與治療。

我接納朋友的建議接受診斷與治療。診察時醫生告訴我，如果再放置不管就非動手術不可了，但現在還沒多大關係。我的肛門是否因服用瀉藥而緊縮變小，所以，醫生幫我將其擴大一些。我敏感的覺得疼痛與不安，於是醫生替我打了一針局部麻醉藥，五分鐘後就毫無疼痛的感覺了。

臥著休息一會後，醫生對我說為了要保持患部的清潔，所以排便後一定要坐浴，於是我拿了能使大便柔軟的藥及軟膏回來。醫生又告訴我獨自一人生活起居要有規律，一定要養成吃早餐後排便的習慣。不知是否使用藥物，或者是肛門放大的緣故，我的大便均能順利的排出。特別是拿回來的坐藥，好像能使糞便順利排出。

兩個星期後，我又接受了一次的診斷，醫生告訴我情況良好。當時只拿了一次藥，從此以後就未再進醫院了。

現在我就寢前都作踩腳踏車及扭轉腰部的「美容體操」，喝兩杯冷牛奶，翌晨再喝一杯。沒有牛奶時則用冰水代替，這種習慣養成後，排便非常順利，坐浴也成為我終生的習慣。因有時會在別處排便，故經常攜帶脫脂棉外出。這和用熱水沖洗或用紙擦臀部的感受是完全不同的。

【醫生的話】

裂肛在輕微的階段，即應接受專門醫生的治療。患有裂肛的人，在初期的治療中，只要改變生活與飲食的習慣，治癒便秘，力行坐浴後即能完全根治。而專門醫生的用手擴張術亦能發揮甚大的效果

✡要下定決心到醫院接受因害羞而置之不管的裂痔

李幸英（女職員・28歲）

大約在六年前我患了痔疾，排便時臀部突然出血使我驚恐不已，在此之前沒有感覺到任何症狀。而我對「痔」的認識卻只有坐的時候會痛、手術很痛等道聽塗說來的。從此每當我上廁所，都為此種疼痛而感到不安。

電視廣告介紹某某痔藥非常有效，於是想立刻就買來用。但一想到要去藥局

買，就覺得不好意思。過了一個星期，已不出血了，我又回復到往日正常的情形，以為已經好了就放心多了。

以後每隔一年肛門部位都會裂開出血，但只要抹上軟膏，一週後即可痊癒，因此均未在意。然而每於工作繁忙或身體不舒服時，稍有便秘，就會有脫肛的現象。

但是去年年底的出血，我花費了一個星期甚至整整一個月的時間都未能治好，且出血的症狀不斷地轉劇。排便非常疼痛，從廁所出來後更是疼得無法忍受，經常必須躺臥至疼痛消失。

有一天在書店翻閱到有關痔疾的書時才嚇了一跳，得知自己的症狀，已嚴重到必須動手術的地步。於是我下定決心，去接受治療。醫生診斷後說患的是「肛門潰瘍」，即是嚴重的裂肛部位發生潰爛。當醫生告訴我說「若不動手術是不可能治好」時，我震驚了一下。後悔為何不在起初時即接受治療。

醫生說手術約二十分鐘即可結束，並且不會有疼痛，但老實說在動手術前，始終無法消除因疼痛而產生的不安。實際上手術進行十五分鐘即告結束，而且完全未覺疼痛。麻醉消失時雖有一些疼痛，但沒有比以前的痔痛還要疼痛的。且經注射後疼痛很快消失，當天晚上我睡得很沉。

住院的第二天幾乎已無疼痛感，亦能像普通人一般的散散步。到了第三天開始排便，比想像的順利多了，且開始入浴，入浴後感覺舒適極了，食慾亦較前增加。過去就是因怕上廁所，才吃得很少。

出院後兩個月內，每隔一星期~十天去一趟醫院，但此時可說已全無病變症狀，與普通人無異。

如今回憶症狀惡化時的情形，實在與飲食生活的沒有規律，一到夏天就患冷氣病，精神與肉體上的疲勞，身體的不適等大有關係。但自從經由專門醫生診斷之後，我就開始注意：①正常的生活。②飲食習慣。③每天一次的排便習慣……於是生活起居有了大的改善。因此，也給予關心自己身體健康的機會。

因此，各位女性千萬不要因為害羞而延誤看病的時間。外行療法，是絕對無法完全治癒和給予正確指導的。

【醫生的話】

最初確實是輕微的痔疾（肛門裂肛），但若未完全治癒，將逐漸惡化為嚴重的裂肛，最後變成嚴重的肛門潰瘍。如果在最初期即到醫院治療，或許不需要開刀就能痊癒。但如果繼續擱置不管，有可能會變成肛門（直腸）周圍膿瘍。

✡由於缺乏對痔瘻的認識，終致延誤治療的時間

朱原孝（貿易公司職員・43歲）

大約四年前在肛門的附近長了一個如青春痘般的東西，常會癢癢的，每天早上我淋浴時，都發覺那青春痘般大小的東西有化膿的現象，但我不予理睬，過了一段時日後，當我再摸它時，已變硬，而且帶著些微痛楚。

我以為「化膿後將會變成腫瘡」，就服用以前看牙時剩下的抗生素，而這種藥未經醫生開處方是無法買到的。一星期後我的病情即告痊癒。

但過了兩、三個月後，又痛起來，於是我再度服用此種抗生素而痊癒。又過了兩、三個月痛楚又出現……如此反覆地痛楚又痊癒，情況似乎是愈來愈嚴重了。因

為在排便時感覺非常不順暢，大便亦呈扁平的形狀。且因疼痛而使肛門變了形。

當時我毫無痔瘡的常識，也不知道應找那一位醫生看。所以我到一所有名的大醫院，診斷結果是「肛門周圍膿瘍」，醫師說「這一定很疼吧！」於是當場為我做切開手術。其實，當時的症狀並不那麼痛。

當時醫生曾告訴我「若未注意會變成痔瘻」，這使我非常害怕，因為不知道痔瘻是什麼？

此後約兩年間，我常工作至深更半夜，極度疲勞，過量的飲酒之下，以往的症狀又再度出現。化膿時內褲都被污染，情緒亦因此而惡劣。

後來經由朋友介紹，去工作地點附近的某一位醫生看，在那兒施行切開手術將膿取出來，只花了兩、三分鐘就全身感到舒爽，如此亦反覆了兩、三次。

稍微不對勁我就吃藥，……但如果沒有效，裏面長膿，就施行切開手術。這種情況持續了一年之久，當我再觸摸臀部周圍時，發覺在肛門皮膚下有一大約四～五公分深空洞，連食指的第二關節都可插入。一惡化疼痛，空洞就腫起來。

醫生對我說如此的反覆也是無可奈何的，還是要動手術，住院時間約需兩個星期。聽說別的外科醫院需花費一個半月的時間。雖然我沒有時間也討厭動手術，但到此時也已精疲力竭，不得不動手術。這是今年三月份的事。

當時只要稍微忙碌，化膿的地方和往常一樣會腫起來，即使吃藥也不見效。本以為切開將膿取出，但不到三天又會再度腫起。

醫生檢查的結果已屬嚴重的痔瘻末期，於是介紹了某名醫生給我，施行了三十分鐘的手術，腰椎麻醉使我毫無疼痛感覺。

手術過後，醫生要求我在排便後必須將手指放入肛門內清洗，但我都覺得非常痛。因有每天早晨排便的習慣，故依平常一樣進行，但無排便的感覺。因此很勉強的將臀部浸在溫水中清洗，除此之外住院生活是非常愜意的。

入院後約十天我就回家自行療養，第三天開始就可帶著紗布到公司上班了。從那時開始將手指捲上紗布抹上潤滑油後清洗肛門，而且要繼續使用藥水與擦傷口的藥。

現在傷口已完全好了。但因為已切除了部分的肛門括約肌，故肛門失去控制，這使我非常煩惱。每次要大便，內褲常常會沾上污物，所以要特別注意。

我因缺乏痔的常識，而延誤了治療的時間。實際上，痔核、裂肛、痔瘻是完全不同的疾病。當我聽到痔瘻這名詞時，我以為這是痔惡化或引起脫肛而變成痔瘻的。而未想到這是因細菌侵入肛門內凹處，使肛門周圍突然化膿變成肛門周圍炎。這也是我住院後所獲的知識，奉勸諸位若患此症請儘快的找可信賴的醫生診斷。

【醫生的話】

痔瘻的手術愈早進行愈好。過分疲勞，身體抵抗力衰弱時最易發病。患有此病切勿害羞，而應立即接受直腸外科專門醫生的治療，就可以不損及肛門括約肌而得以根治。

✡ 誤診為感冒的直腸周圍膿瘍，花費三年的時間才治好

林敏夫（職員・45歲）

我懷疑自己身上偶發的症狀，是否是直腸周圍膿瘍，是從去年八月開始的。在一次旅途中我發燒至三十九度，因肛門附近的壓迫感疼痛不已。迫使我在旅途中無

法忍受，只好到附近的綜合醫院接受診斷。

在內科部門接受診斷時，醫生認為是感冒了，但我感覺肛門怪怪的，所以就轉到該醫院的直腸科接受診察。直腸科醫生把直腸鏡放進肛門內檢查，但並未查出任何異常現象。服過從醫院領來的藥後，次日熱度就下降了。

其實，從前年十月開始，每隔兩、三個月就會發燒，身體容易疲勞。到醫院接受診察時，醫生常診斷為感冒，但我懷疑是否是其他疾病。

當我查閱了好幾本的醫學書籍，知道了「直腸周圍膿瘍」這個病名後，心想一定是患了這種病沒錯，只是在印象中沒有瀉肚的記錄。

但真正找專門醫生做詳細診斷（即直腸外科的醫生），則是去年四月以後的事了。

開始接受診察時因症狀復元，故醫生也無法明確的加以診斷。

只好等症狀再度出現時才能進行診察，一星期後我再度進行診察，才知道在直腸黏膜下有淤膿。

手術是將化膿的部分切除，而且儘量的不傷害肛門附近的肌肉。

手術從五月中旬至六月底分三次進行的，每次住院的時間約一星期左右。每次手術都是二十分鐘～三十分鐘即告結束，毫無疼痛感。住院後的飲食生活非常愉快，好像是入院休養一般。

但是每天早晨排便後都得清洗肛門。將傷口內的紗布取出來清洗，這是非常痛的。到第二次、第三次住院時因傷口已漸痊癒，且已熟悉清洗的方法，因此能清洗得很好，但在最初實在是痛得沒辦法。出院後的第三天即開始施行自宅療法，以後即攜帶坐墊上班。

現在傷口已完全復原，從八月份起每個月只需就診一次即可。當然排便後仍要施行肛門內的清洗。

【醫生的話】

諸如此類原因不明的高燒及臀部的疼痛，大部分是由於直腸周圍淤膿的膿瘍所引起的。服用抗生素後會暫時治癒急性炎症，因此即使是專門醫生亦難加以判斷。直腸周圍膿瘍的膿比肛門周圍膿瘍的膿遺留在更深處，故常需花費數天才能診斷出來，要完全治好則非得三、四個月不可。

詢問信箱

為痔所煩惱的解答

問：**坐浴時加入消毒液也無妨嗎？**

上完廁所後坐浴，將臀部浸在裝滿熱水的浴盆中時，性器官亦會碰著水，請問未放消毒水是否會引起膀胱炎？

答：不必擔心。加入消毒液反而使臀部發癢的人，只要用熱水清洗就可以了。將熱水換個兩三次，縱使性器官沾上熱水也不必擔心染上疾病。女性患有膀胱炎，常是因為過分忍小便的結果。坐浴對於年輕的女性裂肛患者是非常有效的。

問：**肛門是否排便後用紙擦後再用水清洗？**

我上完廁所後先用紙擦一、兩次，再用水來清洗肛門，但一些有關坐浴的書上，並未記載用紙擦，這樣可以嗎？

答：大多數的人都用和你相同的方式清洗肛門。但用紙擦肛門時，切勿過分用力，肛門會因為刺激而緊縮。此外，清洗臀部時，需用力使肛門口張開，將內部深處洗乾淨。若住家的廁所與浴室一起，可不用紙擦臀部，而直接用淋浴來清洗肛門。如此一來，即可在肛門口張著的時候輕鬆地清洗。

重要的是清洗肛門輪表面時，需一面用力一面將肛門內洗淨。若淋浴時只清洗肛門外側，則無論怎麼洗，清潔的效果會減半。

問：**動痔疾手術需住院多久？**

雖然目前無任何症狀，但如果要動手術，請問需住院多久？

答：依痔的種類、程度、年齡，治療需要的時間不同。大體而言，因痔疾而入院者，約有百分之二十是嚴重患者，剩下的大概都是中度的患者。

以中期患者為基準，住院時間約一星期～十日之間，出院後再做一星期的自宅療養即可痊癒。

出院後需回到醫院多少次，亦依症狀的不同而有差異。一般說來，初次返院皆在出院後的第三天，往後則一星期一次。手術後六～七星期即可完全治癒。但痔瘻者則需多住兩、三個星期。

大多數的患者出院後三、四天即可開始上班了。

開刀住院十天左右即可將痔治好，所以，痔疾患者最好能利用休假期間將痔完全治癒。

問：脫肛是否必須動手術呢？

國中時痔核就開始出血，到高中就出現了疣子之類的東西，於三、四年前更每次排便即發生脫肛現象。每隔兩、三天排便一次，大便稍硬。常於晚餐後入浴前約三十分鐘上廁所。之後，在浴室內清洗臀部，並在熱水中將脫肛壓回去。除了外出時無法上廁所外，平常不會脫肛也感到不方便。什麼情形才需要動手術呢？

答：如果你能繼續在排便後保持肛門的清潔，且無任何不便感，可不必動手術。只要接受痔核硬化注射療法，則可於一定期間內防止脫肛的出現。這期間效果究竟能維持多久，需診察後才能斷定。但若對壓回內痔核感到麻煩，或覺得浪費時間，最好盡快的接受手術。有些患了脫肛三十年以上的人，到了五、六十歲才接受手術治療，對於如此簡單就治癒感到非常意外，他們回憶過去，均認為「早點動手術，才不會浪費太多的時間」。

脫肛的人要清洗排便後用紙擦無法擦乾淨的肛門，所以，他們常會將排便的時間安排在入浴之前。最好到這個時間，就能順利排便，但常有人因為無法順利排便，而長時間的待在廁所內用力排便。

你習慣於夜間排便與入浴，但醫生認為你最好將它改變在早晨，因為在早晨從容的吃過早餐，排便後即進行入浴或坐浴，可使你一天的生活較為自由舒適。而習慣於夜間排便的人，常因喝酒而壓抑便意，這是會有不良影響的。

問：生產後脫肛，怎麼辦？

今年我生了頭一胎後，已有半年。生產時曾脫肛，然後就長出一個軟如拇指般大小的疣出來。婦產科的醫生對我說，必須在下一次生產前將其治好，怎麼辦？

答：你大概在生產前就患有痔疾，生產時正好出現罷了。產後，曾聽有嚴重內痔核的產婦說，當陣痛而用力時，助產士即用力的將其脫出的痔核推回肛門內，這樣可使痔核的惡化減到最小的限度。這種例子非常多，但願所有的助產士都能對肛門多加留意。

至於長約如拇指般大小的疣子，或許可以用硬化注射療法來縮緊內痔核，使其不脫出。在門診施行簡單的手術即可根治，手術後兩、三個鐘頭，在恢復室休息，即可回家不需住院。從此你可以消除在照顧嬰兒、料理家務時擔心臀部不適的精神負擔了。

在懷孕期間或生產過後有痔疾症狀者，最好能儘快的接受治療。即使非常嚴重，亦可因女性於生產前後，體力恢復特別旺盛的緣故，只需費比平常一半的時間即可復原。

問：手術後，情況若不理想時該如何？

約五年前我在某國立醫院，曾接受了脫肛的手術，但排便後偶爾還是會有脫肛的情形，臀部常會潮濕搔癢，我擔心是否染上了痔瘻。

答：你的肛門手術大概是依據懷特赫德法，從有內痔核的直腸黏膜下端至肛門部位做環狀切除，所引起的後遺症（請參照一八八頁）。

此種手術是以伴有後遺症與痛楚出名的，手術時一定覺得疼痛。通常五、六年內情況都很好，但直腸黏膜與肛門上皮的縫合部位，會有直腸內膜脫出。你這種情況可能即是直腸黏膜脫出前的症狀。請再一次的接受直腸外科專門醫生的診斷為妥。

問：脫肛的痔核又出血時應如何處理？

我本來就患有痔疾，偶爾也有脫肛的情形，但近日來又開始出血。以往我是一、兩天排便一次，但最近卻常是早晨、中午、晚上一天三次。但份量不多。因此有嚴重的淤血開始出血的情形……。

答：這大概以前患有的痔核，惡化而開始出血，最好能接受直腸外科專門醫生的檢查。尤其是五十歲以上的高年齡者，有臀部出血或排便次數發生變化時，就必須懷疑是否是直腸癌。直腸癌的出血常會混合著黏液，而且大便呈現黑色，但有時也會出現鮮紅的血。這是因癌發生在直腸下部的齒狀腺附近時，不斷的產生便意之故。

直腸癌比胃癌的治癒率高，且其進展較為緩慢，所以症狀出現時即治療，就不必操心。可使用指診或內視鏡診斷直腸的內部。用指診去檢查直腸癌，百分之八十都可以發現。

問：裂肛疼痛不已，怎麼辦？

大概在三年前開始，每年會發生三、四次裂肛。最近我從廁所出來後，會疼痛二、三十分鐘，可以用軟膏來治療嗎？

答：裂肛的人於排便後之所以疼痛，這是因為傷口的痛，促進肛門括約肌發生痙攣而引起的。這種情況多是由於裂肛傷口潰爛，而轉變成肛門潰瘍。應接受直腸外科醫生的診斷。調整排便的情況，保持患部的清潔。有時用手擴張術（請參閱一七八頁）使肛門擴大，可就此完全恢復，故應儘早接受診斷。

問：排便放屁是否與痔相關？

大聲放屁，是否會使痔惡化？

答：放屁的震動太大的人，或許會使內痔核惡化且稍稍出現脫肛的現象。將口比做肛門吹氣試試看，使嘴嘛起吐氣時，振動聲音會加強。但痔與放屁卻無任何關係。

問：已經無膿的肛門周圍膿瘍，亦需要動手術嗎？

大概在四年前，我患了肛門周圍膿瘍而施行切開手術，將膿取出之後，到醫院大約持續了兩個月。醫生勸我「若置之不理，恐怕會成為痔瘻，因此最好住院動手術……」（但因已無膿，故未再去醫院）。

現在每次排便後即淋浴清洗臀部，有膿出現時就到藥房買軟膏來擦。而肛門後面有一硬塊的東西，偶爾會出膿。

答：肛門周圍膿瘍出膿後的狀態即被稱為痔瘻，一般的外科醫生為避免患者受驚，常會告訴你說「將成為痔瘻」，但事實上已是痔瘻了。許多患者都是肛門部位突然腫痛，切開術將膿取出，並且因為臀部不乾淨，造成細菌侵入而長出腫膿的結果。若置之不理，就會成為痔瘻。但肛門周圍膿瘍（痔瘻）卻是細菌從肛門內袋狀的肛門小窩侵入，引起化膿性的炎症，製造膿管。你認為有硬塊的膿根的部位，即是膿的連接部位。若不將最初引起化膿的肛門小窩部分（原發巢）與腫起來的部分（瘻管）一併切除乾淨，痔瘻就無法根治。

普通都在肛門周圍膿瘍治癒後約一、二星期，再施行痔瘻手術。最慢亦需在膿取出來後即施予手術。這是因為重新化膿時，膿管會再度的往四面八方擴散。現在你應立刻找直腸外科的專門醫生動手術接受治療。

問：**有下痢和出血的現象時該怎麼辦？**

我本來就常常下痢，但最近一個月來卻連續的下痢，大便內並滲有血絲。

除此之外，無任何疼痛感或其它的症狀。聽說下痢對痔疾有不好的影響？

答：當下痢且便中帶血時，並不是內痔核，為直腸炎的可能性較高。這種疾病既不痛也不癢，是由於腸的表面發炎而引起潰瘍。最好能即刻接受直腸外科專門醫生的診斷。也有最近增加的大腸潰瘍的潰瘍性大腸炎的危險性。此種疾病的特徵是，黏血液會和下痢一起排出。若能在初期即接受正確的診斷治療，因有特效藥，故無需擔心。

問：**只要打針即可將痔治好？**

我聽說不必動手術或住院，只要打針即可將痔治好，這是真的嗎？

答：你所說的大概就是使痔核腐爛的腐蝕注射療法。這種療法會「痛」且「不一定能痊癒」，甚至會「因腐蝕到其他部位而造成大量的出血」，因此絕對不要接受這種療法。

這種方法不用刀適確地將痔核切除，而只是用強烈的腐蝕藥注射到痔核內，使其腐爛。

這種療法有如下的缺點：

①將腐蝕藥物注射入內痔核時，注射液的控制非常困難。

②腐蝕藥物常透過痔核帶毛細血管的空間，而漸漸進入腸的上部，健康的血管將因腐蝕破裂，而造成大量的出血。

③腐爛後留下的傷痕，有時會因細菌的侵入而使周圍部分化膿。

④大的傷痕一旦瘢痕化，會引起肛門狹窄症。

而且當痔核腐爛脫落時會非常的疼痛，會持續一個星期。與其接受疼痛、不安全的治療，不如施行手術療法，徹底的切除患部，來得輕鬆。

除此之外，還有一種硬化注射療法。這種療法並不是使內痔核腐爛，而是用稀薄的注射液使內痔核發炎而縮小。硬化注射療法並無害處，對於初期的內痔核特別有效，因此，推薦給有痔核煩惱的人。

問：我聽人家說只要擦擦藥即可治好痔疾，請問是這樣的嗎？

在我住處附近，有一位醫生告訴我，不必動手術，只要到醫院即可治好痔核與痔瘻，請問有效果嗎？

答：效果無法確定。這種方法是中醫學的塗布療法，據說是祖傳秘方而流行起來。此秘藥的成分是一種含有的亞砒酸腐蝕性藥劑。長時間的將它塗在內痔核上，或是做成像香一樣塞進痔瘻洞來治療的。過去直腸的外科手術不如現在進步，麻醉術亦不如現在發達，所以手術時疼痛萬分。但比起過去使用燃燒的鉗子灸斷痔核的手術，所帶給患者的痛苦，實在不如塗用代代相傳的祖傳秘方來得舒適。現在已有完全無痛的手術方法，祖傳秘方勢必成為歷史的遺物。當然此法亦與腐蝕療法相同，是具有後遺症的。

問：據說有冷凍痔核的治療方法是嗎？

我聽說只要到醫院將內痔核冷凍後即可治療。這種傷口痊癒的十天內，雖有分泌物流出，使肛門潮濕，但卻毫無疼痛，是這樣嗎？

答：在理論上是與腐蝕注射療法相同。使用零下一八〇度的液體來冷凍內痔核與裂肛的方法，即為凍結療法。這是二十多年前在美國才施行的。

與腐蝕注射療法不同，凍結療法的優點是，容易控制想切除的部分。但因人的身體恢復能力特強，故縱使已冷凍的部分亦有溶解復原的可能，所以大的內痔核還是動手術切除較為適當。

凍結療法的優點是不怎麼會疼痛，比腐蝕注射療法更易長出新的皮膚。較小的痔核或裂肛適合門診治療，但若想完全根治仍是要花相當時日的。

問：如何解除反覆不斷的便秘呢？

我原本就是便秘體質，如今又因懷孕、生產，造成便秘更加惡化，近日總排硬便，排便時臀部疼痛，服用醫生的藥劑會好轉一段日子，但之後，此現象又反覆不斷，有何應對辦法。

答：裂肛最可怕的地方就是便秘引起的硬便，病症輕微時，可塗藥劑於肛門上，並保持肛門潔淨，使傷口痊癒。可是反覆不斷的便秘卻引起慢性化而加深傷口，進而惡化到肛門周圍潰瘍，那就茲事體大了。

總而言之，必須儘快解除便秘，而解除便秘的方法，多食用蔬菜、甘薯類、豆類等纖維質豐富的食物，並且有規律的攝取三餐為要。

其他如酸乳酪也有整腸效果，早上起床後喝一杯水或牛奶都有助益。

平時整日坐著工作的人，也不可忘記時常起來做些輕鬆的運動。

你務必了解，便秘嚴重時不可一味依賴藥劑，因為服藥後會加深藥劑的依賴性，而導致非使用強藥不可。所以，儘量在改善餐食和日常生活上來調整排便情況。

國家圖書館出版品預行編目資料

痔瘡健康診療／陸明 編著
－初版－臺北市，大展，2012〔民101.02〕
面；21公分－（健康加油站；47）
ISBN 978-957-468-856-2（平裝）
1.痔瘡
415.565　　　　　100025843

痔瘡健康診療

編 著 者／陸　　明
發 行 人／蔡　森　明
出 版 者／大展出版社有限公司
社　　址／台北市北投區（石牌）致遠一路2段12巷1號
電　　話／(02) 28236031・28236033・28233123
傳　　真／(02) 28272069
郵政劃撥／01669551
網　　址／www.dah-jaan.com.tw
E-mail／service@dah-jaan.com.tw
登 記 證／局版臺業字第2171號
承 印 者／傳興印刷有限公司
裝　　訂／建鑫裝訂有限公司
排 版 者／千兵企業有限公司
初版1刷／2012年（民101年）2 月

定　價／200 元

大展好書　好書大展
品嘗好書　冠群可期

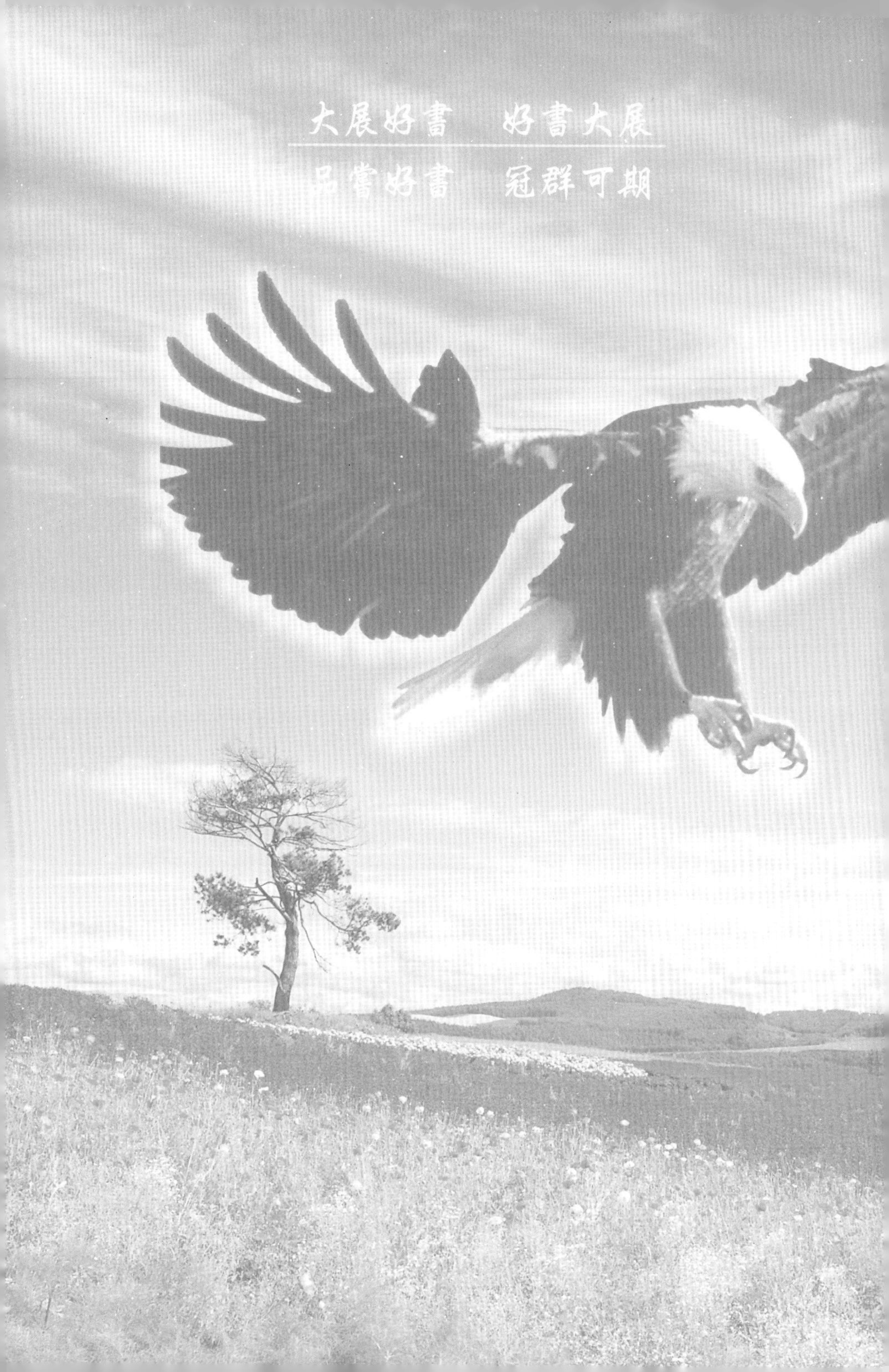
大展好書　好書大展
品嘗好書　冠群可期